LEVENSCIRKEL

De kracht van de zuivere energie

Uit de cyclus
Het energieniale leven

John Baselmans

Curaçao, 2013
First edition

This book is written by;
John Baselmans

Drawings and cover design are from the hand of;
John Baselmans

With thanks to all those people who are supporting me.

No part of this work is intended to be a substitute for professional medical, pastoral or psychological guidance or treatment.

Production/Design:
LoBa Productions

ISBN:978-1-300-76189-1

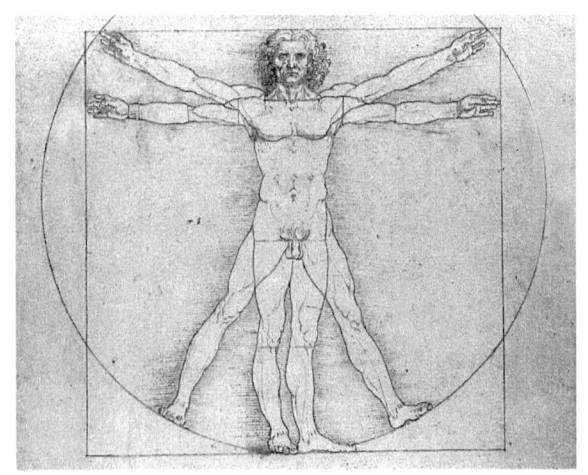

LEVENSCIRKEL

Deel 1 De kracht van de zuivere energie

Deel 2 Wat kunnen wij doen

Deel 1

De kracht van de zuivere energie

Voorwoord

Op een gegeven moment was ik aan het lezen over het verste, diepste, hoogste en alles wat maar geschreven kan worden om zo zaken te verklaren die te maken hebben met afstand en het omschrijven daarvan.

Zelf werk ik met energie en in de energiewereld is maar één hoogte / laagte of hoe je het wilt noemen. Er kwam in mij op, de verklaring van;

'In het absolute is er geen overtreffende trap'

Bij het opzoeken over de betekenis van het woord 'absoluut' kwam ik in diverse woordenboeken op deze verklaring;

'Absoluut' komt van het Latijnse 'absolvere', wat 'losmaken' betekent.

'Losmaken', wat los maken? Waarvan los maken als alles één is? Ik ging verder want als het woord 'absoluut' komt vanuit het woord 'losmaken' dan is er meer aan de hand.

Bij het verder zoeken van de verklaring van het woord 'absoluut' kwam er een waslijst aan woorden tevoorschijn.

In eerste instantie kwam ik in het Nederlands woordenboek voor het woord 'absoluut' maar 1 omschrijving tegen:
absoluut, bn. bw. (...luter, -st), volstrekt.

Maar als trefwoord kwamen we wat meer tegen.
absoluut is 3 maal gevonden als trefwoord:
absoluut (bn): onvermengd, puur, zuiver
absoluut (bn): onverbiddelijk

absoluut (bw): beslist, compleet, gans, geheel, ongetwijfeld, onvoorwaardelijk, ten volle, totaal, volkomen, volmaakt, volstrekt.

Dan zien we het woordje 'volstrekt' oplichten en dat heeft weer de betekenis;

stellig, zeker.

We zijn nu op het punt waar duidelijk te zien is dat talen dwalen, en betekenissen zeker onzorgvuldig gekozen worden.

Er wordt in het algemeen gesteld:
We hebben het over het absolute wat dan de bron moet zijn,
de bron is dus absoluut

Maar het woord 'absoluut' komt af van het Latijns en daar heeft het woord een ander uitgangspunt en komen we op 'losmaken'. Maakt het absolute los? Als we dan de vele trefwoorden zien van absoluut zou het oppermachtig zijn en werkelijk 'het' (de bron) moeten zijn. Maar als je verder kijkt in de verklaringen, praat men daar over 'volstrekt'. 'Volstrekt' dwaalt volgens de woordverklaring geheel af want de betekenis hiervan is geheel anders en praat men ineens over 'zeker' en 'stellig'!

Waarom ik zo begin in dit boek is om aan te geven dat we leven in een wereld waar mensen zelf niet meer weten waar ze mee bezig zijn. Mensen nemen aan wat anderen zeggen en interpreteren zaken zoals het hen uit komt. Maar de mens doet nog meer want hij denkt niet verder en de verklaringen in de dikke boeken zijn niet aanvechtbaar. Wat staat ge- schreven vanuit het verleden is de waarheid en daar zullen we eindeloos mee moeten werken. Het mooie is dat we onder de talen al verschillen in betekenissen en verklaringen zien. Maar het gaat door want ondanks dat, brouwen we aan alles maar een conclusie, publiceren het en we zijn klaar. Het denken is dan niet meer nodig.

Waarom ik wilde weten wat er achter het woordje 'absoluut' zit, is omdat ik even in aardse termen dacht en dacht het 'absolute' te hebben gevonden. In aardse termen zou ik nu met het absolute werken maar waarom werk ik dan 'stellig' en waarom is het 'zeker'?

Daar ben ik verder op doorgegaan en ik kan je verzekeren waar je uitkomt is waar je begonnen bent. De eindeloze berekeningen, de eindeloze beredeneringen maar ook de eindeloze gedachtes komen terug op het begin en zo zijn we in dit boek in een levenscirkel beland.

'Levenscirkel'

Een magisch symbool wat werkelijk alles omvat wat het leven is. We zijn vele jaren bezig de bron van het leven te zoeken. Tevens zijn we vele theorieën verder waar en hoe leven ontstaan is. Doch we komen er nog steeds niet uit. Veelal is het een veronderstelling of een vage theorie waarmee men werkt. Wat is leven en hoe zit het leven in elkaar, zijn de vragen waar miljarden in gestoken worden om deze te kunnen beantwoorden.

We gaan dieper duiken in het symbool 'de cirkel'

We zien het symbool cirkel, waar ook een spiraal ondervalt, veel terugkomen en we weten onderhand dat het, het symbool is van geen begin en geen einde.

- Waarom zou er een cirkel bestaan als we het ware bestaan er niet van weten?
- Waarom praten wij mensen alsmaar over een begin en een einde?
- Waarom is er tijd ingevoerd?
- Waarom vinden we niet het absolute nulpunt?
- Waarom zouden we niet sneller kunnen dan het licht?
- Wat speelt werkelijk in onze levenscirkel?

Vele vragen waar veel mensen hun hoofden over breken en waar de oplossing schijnbaar te eenvoudig is voor ons, mensen, om die te pakken.

In de voorgaande boeken van het energieniale leven ben ik uitvoerig ingegaan op de maatschappij, de wereld van nu, geschiedenis en de mensen van nu. Daar gaan we het dus even niet over hebben. Later zullen we een kleine update doen om zo de cirkel die we gaan bespreken compleet te maken. We gaan een stap verder en we gaan kijken waar het energieniale leven is en wat het energieniale leven werkelijk inhoudt.

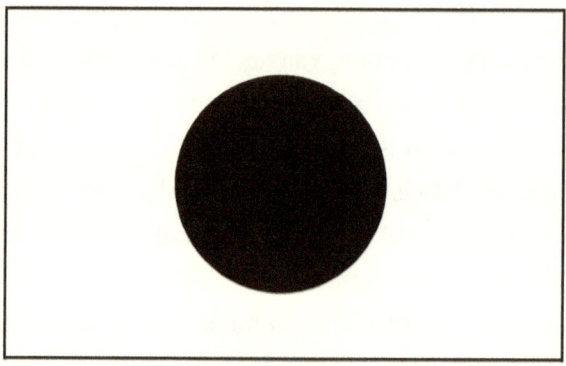

De Japanse vlag
Een van de meest krachtige symbolen.

-1- Waarom dit boek

Ik kwam een tijd geleden een man op mijn pad die kennelijk ook zijn leven lang al bezig was met de vraag van het leven en zijn gedrevenheid om deze vraag op te lossen. Ik zag de documentaire 'Black (W)hole' en zijn naam is Nassim Haramein. Buiten die video van hem heb ik nog wat ander video's gezien en boeken gelezen van mensen die via de vrij nieuwe wetenschap 'Kwantummechanica' zaken proberen te verklaren.

Mensen als Steiner, Timmers, Melchizedek en Peale die veel geld maken met het verkondigen van hun woord. Maar ook vele organisaties maken kapitalen om mensen maar te overtuigen dat hun woord de beste weg is. Bijvoorbeeld 'Project Camalot' of 'Zeitgeist'. De laatste is een organisatie die zelfs verder gaat en beweert dat geld waardeloos is maar ondertussen wel donaties vraagt voor hun project! Valt dat te rijmen? Nee, en daarom ook zeer twijfelachtig met waar zij mee bezig zijn.

We hebben ook mensen zoals Bob Dean en David Wynn Miller die beiden mason zijn en het is duidelijk dat zij het project Camalot controleren en infiltreren. Project Camalot moet ons informatie verstrekken over wat er achter de schermen gebeurt maar, deze heren weten dit werkelijk mooi af te kappen en dan bijvoorbeeld de 'New World Order' goed te praten. David Wynn Miller gaat zelfs heel ver en is wereldwijd alle rechters, contracten en overeenkomsten ongeldig aan het maken om dan alles weer onder te brengen in die ene wereld. Je zult later in dit boek nog meer daarover lezen.

Maar even terugkomen op de beweringen van Nassim Haramein. Deze man is gedreven door de puzzel van het leven en het is mooi te zien hoe hij de moderne wetenschap weet te koppelen aan de conservatieve wetenschap. Een beetje schuchter komt hij met een theorie die de oplossing en antwoord is op de relativiteitstheorieën van Einstein. En hij weet met wat verklaringen zo ver te komen dat het ene in het andere past. Doch we zagen nog meer, want even leek het erop dat we een doorbraak te horen zouden krijgen wat betreft tijd, afstand en het geheel. Helaas, daar bleef heer Haramein steken. Hij ging door op zijn meest belangrijke theorie die mensen aan het denken zette en dat is 'dat juist het niets, iets is'.

Het niets is iets!

De meest belangrijke stelling waar we nu uitvoerig over gaan praten. Met deze stelling is de levenscirkel namelijk aardig compleet te maken. We hebben veel meer 'niets' om ons heen dan dat we 'iets' om ons heen hebben. We kunnen al het 'iets' in een relatief kleine ruimte proppen en dan blijft er zeer veel 'niets' over. Heer Haramein had hier een punt waar ik al enkele jaren geleden over schreef, bijvoorbeeld in het boek 'World of positive energy' waar ik al aanhaalde dat juist de ruimte om ons heen meer is dan de zaken die we met het blote oog kunnen zien en aan kunnen raken. Het zwarte om ons heen in de ruimte heeft een zwaardere kracht dan de zichtbare sterren, planeten en stelsels. En vele stelsels hebben zo'n 'zwart gat' en wat men aanneemt dat, dat het middelpunt is van dat stelsel.

Met deze theorie en zijn bewijzen was ik even blij te horen dat dus nu wetenschappelijk bewezen is, dat juist het niet zichtbare (niets) en het zwarte om ons heen meer aan energie bevatten dan wat we in werkelijkheid zien (het tastbare, iets). In de energiewereld is het een gewoon gegeven dat overal energie is. Maar dat juist zwarte gaten meer energie zouden hebben dan een geheel stelsel, was even een heel andere kijk. Maar dat je wel kunt zien in de energiewereld waarmee ik me bezig houd.

Ik ben verder doorgegaan met dat gegeven en al snel bleek dat de theorie op zich niet gek is, maar dat ook heer Haramein zich beroept op een oude theorie van Einstein. Einstein is nog steeds uitgegaan van afstand, tijd en object en daar gaat de wetenschap alsmaar de fout mee in.

Object is wat de mens ziet in zijn / haar wereld maar wil niet zeggen dat een ander wezen het object ook op die manier ziet!

Afstand is gekoppeld aan tijd en tijd is er niet in de vorm zoals de mens het vertaald heeft. Hoe ik daar op kom is heel simpel en zal ik nog uitvoerig op ingaan.

Aangezien heer Haramein deze zaken mee liet lopen in zijn berekeningen, bleek dus dat een zwart gat de geweldige kracht bezit en dat in elk stelsel alles om dat zwarte gat heen gebouwd moet zijn.

Okay, zover even de verklaringen van heer Haramein en we gaan in dit boek even gewoon op een simpele manier zaken op een rijtje zetten. Ik ga dat niet doen als een wetenschapper want dat ben ik niet. Ik heb geen zwaar academische studies gevolgd en heb geen titels. Ik ga dat ook niet doen als een 'zwever' of 'spiritueel' persoon die met vreemde onverklaarbare wezens komt. Ik ga het verklaren zoals ik het zie en doorkrijg van de energiewereld waarin ik leef.

Deze energiewereld is de levenslijn en de bron van elk leven en zoals ik al in de vorige boeken beschreef; het energieniale leven kent geen grenzen. Dit is ook bevestigd door heer Dean en meerdere personen uit onze wereld als een totale energiewereld zien. Al proberen ze het alsmaar te beschrijven in moeilijke taal of wordt er gebruikgemaakt van buitenaardse wezens. Dat is omdat ze bang zijn om de zogenaamde bron vrij te geven.

Nu is er bij mijn eerste boeken hierover al snel de stempel 'spiritueel' opgeplakt omdat de theorie en de praktijk niet te rijmen waren. Zeker niet met de huidige wetenschap en ons manier van leven. We weten allemaal dat we o zo snel zijn in stempels zetten. En wij zijn o zo snel om mensen die een andere manier van leven en denken hebben, te plaatsen onder zweverige labels. Doch bij het laatste boek 'Zelfgenezing' werd al meer gekeken wat er nu misschien weleens waar kon zijn.

Het boek 'Zelfgenezing' beschrijft een manier van leven waarbij men niet ziek hoeft te zijn en waar men zaken als aids, kanker, suiker en andere zaken zelf aan kunt pakken. Dat allemaal met het gebruikmaken van je eigen energie en het geloof in jezelf en de weg die zich gaat openen.

Doch het is nog steeds moeilijk in de huidige maatschappij als mensen met andere gedachtes komen en als mensen zaken aandragen die dwars liggen op dat wat al honderden jaren, soms duizenden jaren, beweerd is door mensen die niet beter willen weten. Als kanker al vanaf het begin genezen kan worden dan is het diezelfde maatschappij die dit tegenhoudt omdat veel geld achter elke ziekte schuilt. Kanker is te genezen vanaf rond 1900 en door de indianen al zelfs eeuwen lang. Van Aids zijn ook al vele gevallen van genezing bekend. Zo zijn we dus in een wereld beland waar geld en materie boven gezondheid staan maar waar geld ook de wetenschap bepaalt!

Als men vastgeroeste theorieën gaat aanvallen is men bij wijze van spreken al ten dode opgeschreven. Dat heeft het gevolg dat, bij onder andere heer Haramein en vele wetenschappers, er voorzichtig omgesprongen moet worden met het koppelen van hun theorieën aan de nieuwe wetenschap. Dat houdt hen veelal tegen om met de werkelijke cijfers te komen en te laten zien dat oudere wetenschappers niet verder konden omdat hun monden gesnoerd werden. Gesnoerd door die firma's die het geld betaalden voor het onderzoek. Ook Einstein en zijn vele collega's zijn op latere leeftijd voor 'gek' verklaard of netjes geschreven 'dolgedraaid' omdat ook zij erachter kwamen dat er 'meer' was dan wat zij becijferden en publiceerden.

Heer Haramein maar ook heer Dean laten meerdere malen door-schemeren dat er vanuit de oudheid zaken bekend zijn die we nu niet meer weten (veelal vernietigd) maar dat in die oudheid wel sporen nagelaten zijn waar we bepaalde krachten terug kunnen vinden. Dat we die krachten nu niet mogen aanspreken is duidelijk, want angstvallig worden plaatsen dichtgemetseld, geheim gehouden of zelfs vernietigd. We hebben plaatsen waarvan men weet dat er meer te vinden is dan een paar oude gebouwen opgetrokken van steen. Er zijn geschriften die door geloven en door vele kerken en masons achtergehouden worden, omdat ze het geloof of hun kracht aan zouden tasten, maar ook dat deze de mensheid te wijs zouden kunnen maken. Maar ondanks dat, zijn er mensen die achter zaken komen en daardoor de puzzel duidelijk is geworden. Mensen die niet zoeken in een verleden maar bezig zijn met een heden. Mensen die weten dat we allemaal deze krachten bezitten doch, er wordt door de huidige maatschappij alles aan gedaan om die tegen te werken.

Het is niets anders dan dat wij als mens sterk onderdrukt worden in ons kunnen. We moeten presteren bij een baas, doch we presteren totaal niets in ons dagelijks leven. Dat is duidelijk te lezen in het boek 'Zelfgenezing' waar de gevolgen en oorzaken beschreven staan. Maar, we gaan verder achteruit want we worden tegengehouden, niet door de grote kracht van het leven maar door de kracht van een huidige maatschappij die o zo bang is dat we onze krachten gaan herwinnen. Daarom worden mensen voor gek verklaard, ze verdwijnen of ze worden overal waar hun boodschap opduikt, verbannen.

Bijvoorbeeld een Wikipedia wat dan zogenaamd een objectief losstaand medium is maar waar mensen zoals Haramein niet voorkomen omdat hij een zogenaamde zwendelaar is! Maar ook verder op internet waar veelal zaken in het vergetelhoekje geplaatst worden en websites verdwijnen die te kritisch zijn. Dat, om maar niet een te groot bereik te hebben en op die manier veel mensen te kunnen informeren.

Grote namen als J.F. Kennedy, Michael Jackson, Prinses Diana, Luther King, John Lennon, Bob Marly, Bruce Lee, Tupac en ga zo maar door, verdwenen de dag dat zij te veel naar buiten brachten. Men schroomt niet om mensen in een eeuwig leven te werken, puur om de kracht te beschermen die degene die hogerop zit, meent te bezitten. We praten hier niet over de energieniale kracht want die kan niet negatief gebruikt worden. Dit is gewoon het terroriseren van het menselijk ras.

In de energiewereld is alles mogelijk en is energie niet tegen te houden door welke macht dan ook. Theorieën en bewijzen blijven opduiken en die mensen die klaar zijn om ermee te werken, zullen deze gegevens allemaal op hun pad krijgen die ze nodig hebben. Ze zullen door deze positieve kracht zelfs boven de 102 graad mason staan of welke macht dan ook van welk ras en welk levend wezen op aarde. Als men energieniaal bezig is, is er geen beperking en maakt de plaats in het universum niet uit. We gaan dit nog uitvoerig bespreken.

Maar goed, we weten ondertussen wat er allemaal met ons gebeurt en waar men mee bezig is. Nogmaals, mocht je dat nog niet weten, lees dan mijn 3 voorgaande boeken over de vele zaken in onze huidige maatschappij. We gaan in dit boek verder met de wereld van het energieniale leven.

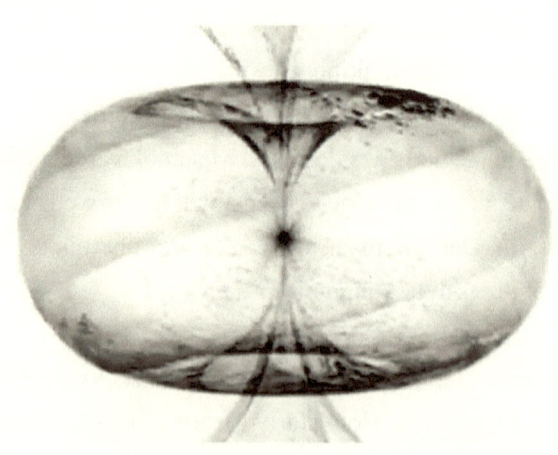

De energie rond onze wereldbol.

-2- Het ontstaan

We kunnen het maar niet eens worden wanneer en wat het begin was. Er zijn verhalen over een 'Big Bang', verhalen over een 'god' maar ook verhalen over Anunnaki en Nibiru. Dat om maar enkele bekende verhalen op te noemen.

Om dat verder te begrijpen, zullen we eerst eens onze hersenen door elkaar moeten gooien en de vele theorieën laten varen. De theorie 'tijd' is er zo eentje. Want tijd is een beperking die de mens zichzelf heeft opgelegd.

Hoe ik daar op kom. Zeer eenvoudig, heb je gezien hoe onstabiel tijd is? Elke 4 jaren moet men de dagen bijstellen. Dan hebben we dat de dagen, dan weer lang dan weer kort zijn en onze precieze atoomklok moet regelmatig bijgesteld worden omdat het weer enkele tiende van een seconde scheelt!

Wetenschappers hebben tijd nodig om afstand en grootte van een object te berekenen en ze komen nu al uit op getallen met 100 of meer nullen! Ze weten niet meer hoe ze de getallen moeten noemen. De getallen worden alsmaar groter en ook alsmaar kleiner achter de komma. We verdwalen in de cijfers en de vele formules, om de vele zaken nog te kunnen verklaren. Dit probleem is ontstaan toen tijd geïntroduceerd werd.

Even wat wetenschappelijke omschrijvingen die ik van internet geplukt heb bij diverse websites, encyclopedieën en onze Wikipedia.

- *Tijd*

Tijd kan na hoogte, breedte en lengte gezien worden als de vierde dimensie. Van een gebeurtenis kan gezegd worden dat deze na een andere gebeurtenis plaatsvindt. Een gebeurtenis vindt plaats op een tijdstip of moment. De tijd wordt wel gezien als een opeenvolging van tijdstippen.

Daarnaast kan bepaald worden hoe lang een gebeurtenis na een andere plaatsvindt. Het betreft dan de tijdsduur tussen twee tijdstippen. Tijd is het begrip waarmee deze volgorde en duur worden beschreven.

Tijd volgt uit het axioma van (of ligt zelf als axioma ten grondslag aan) oorzakelijkheid. Dat wil zeggen dat we tijd alleen kunnen definiëren als we het bestaan van oorzakelijkheid erkennen, of andersom, dat oorzakelijkheid alleen in termen van tijd kan worden gedefinieerd.

In de filosofie en taalwetenschap, met name de semantiek, worden tijdslogica onderzocht. Dit zijn formele logische systemen die het begrip tijd formaliseren.

- Eenheden van tijd

Tijd is meetbaar en wordt gemeten in eenheden door middel van een klok. De internationaal vastgelegde SI-eenheid is de seconde. Zie de Lijst van eenheden van tijd voor andere eenheden.

- Tijdmeting

Al vroeg is men gebruik gaan maken van de aardrotatie voor tijdmeting. Om vast te stellen wanneer de aarde een rotatie voltooid heeft, moet een oriënteringspunt buiten de aarde gekozen worden. Zodra dit punt een gekozen meridiaanvlak voor de tweede maal passeert, is een dag voltooid. Welke dag dit is, hangt af van het gekozen oriëntatiepunt. Vaak koos men de zon, bijvoorbeeld met zonnewijzers, zodat het een zonnedag betrof. Doordat de aarde ook rond de zon draait, duurt het iets langer voordat de zon het meridiaanvlak opnieuw passeert. Ten opzichte van de verder weg geplaatste sterren kan men de werkelijke tijd meten die het duurt voordat de aarde een volledige omwenteling heeft afgelegd. Dit is de sterrendag die 23 uur, 56 minuten en 4,09 seconden duurt tegenover de zonnedag van 24 uur oftewel een etmaal.

De tijd die is gebaseerd op de ware zonnedag noemt men de ware zonnetijd of ware tijd. Dit is de tijd die door een zonnewijzer wordt aangewezen. Met de komst van eenparig lopende uurwerken kwam men er achter dat de zonnedag varieert gedurende het jaar. Doordat de omloopsnelheid van de aarde rond de zon niet gedurende het gehele jaar dezelfde waarde heeft, varieert de zonnetijd. Dit komt doordat de omloopbaan elliptisch is, zodat de tweede wet van Kepler opgaat. Hierop werd de middelbare zon geïntroduceerd met de middelbare zonnetijd of middelbare tijd. Het verschil tussen de ware tijd en de middelbare tijd is de tijdsvereffening.

De klokken werden daarom gelijkgezet op de lokale middelbare tijd. Met de invoering van de spoorwegen werd dit onpraktisch, doordat plaatsen op verschillende lengtegraden een andere tijd hebben. Hierop werd de standaardtijd ingevoerd, de middelbare zonnetijd van een centrale meridiaan. Tot 1940 gold in Nederland de middelbare tijd van Amsterdam, die ongeveer 19 minuten voorloopt op de middelbare tijd van de meridiaan van Greenwich, GMT. Om zo dicht mogelijk bij de lokale middelbare tijd te blijven, werden de tijdzones ingevoerd. In 1928 werd de wereldtijd Universal Time (UT) ingevoerd, gebaseerd op GMT. De poolbeweging bleek er voor te zorgen dat deze tijd niet overal ter wereld gelijk was. Hierop werd een gecorrigeerde tijd ingevoerd, UT1. De andere, afgeleid uit astronomische observaties, werd omgedoopt tot UT0.

Met de komst van nauwkeurige kwartsuurwerken bleek er een wereldwijde seizoensvariatie te zijn, onder andere veroorzaakt door lucht- en waterverplaatsingen. De hiervoor gecorrigeerde tijd was UT2. Deze wordt tegenwoordig vrijwel niet meer gebruikt. De aardrotatie bleek te onregelmatig, zodat men zich ging richten op het tropisch jaar waaruit de efemeriden tijd was vast te stellen. Hoewel deze uniform is, is deze ook moeilijk vast te stellen. Door de introductie van de atoomklok in 1955 kon men de internationale atoomtijd (TAI) invoeren. De seconde werd niet langer gedefinieerd als een vast gedeelte van de dag, maar op de *overgang tussen de twee hyper fijn energieniveaus van de grondtoestand van een 133cesiumatoom in rust bij een temperatuur van 0 K. TAI loopt niet gelijk met UT en daarom werd UTC ingevoerd. UTC corrigeert men regelmatig om deze binnen een seconde verschil met UT1 te houden. UTC en TAI lopen dus steeds verder uit elkaar.*

- <u>Relativiteit</u>

De ontwikkeling van de Speciale Relativiteitstheorie door Albert Einstein in het begin van de 20e eeuw heeft het absolute begrip van tijd, zoals wij dat in het dagelijks leven ervaren, naar de prullenbak verwezen. Uit twee postulaten leidde Einstein af dat tijd geen absoluut begrip is. Van twee gebeurtenissen, a en b, niet op dezelfde plaats, is dan niet altijd te zeggen of a eerder of later dan b heeft plaatsgevonden. De ene waarnemer kan eerst a waarnemen en dan b, een andere waarnemer ziet het andersom.

Hierbij wordt verondersteld dat de waarnemers rekening houden met de afstand tussen waarnemer en gebeurtenis. Een aardse waarnemer die iets op de zon ziet gebeuren, weet dat het licht acht minuten nodig heeft om van de zon naar de aarde te reizen en stelt dat hij heeft waargenomen dat er acht minuten geleden iets gebeurde op de zon.

Essentieel hierbij is of er een causaal verband mogelijk is tussen gebeurtenissen a en b, in acht genomen dat een signaal nooit sneller kan reizen dan het licht. Veronderstel dat b volgens een waarnemer kort gebeurt na a, maar dat de afstand tussen a en b zeer groot is. In dit geval kan b geen gevolg zijn van a, omdat een signaal uit a nooit op tijd aankomt bij b. De twee gebeurtenissen a en b zijn dus niet causaal verbonden, er wordt ook wel gezegd dat ze een ruimte-achtig verband hebben. In deze situatie zullen alle andere waarnemers ook een ruimte-achtig verband waarnemen, onder hen zijn sommigen die waarnemen dat a en b gelijktijdig plaatsvinden, of dat a gebeurt ná b.

Stel nu dat a en b gebeurtenissen zijn die volgens een waarnemer gebeuren op plaatsen die niet ver van elkaar liggen, terwijl b zoveel later gebeurt dan a, dat een signaal langzamer dan het licht van a naar b kan reizen. In dat geval kan er een causaal verband zijn tussen de gebeurtenissen, en kan b een gevolg zijn van a. Er wordt ook wel gezegd dat ze een tijd-achtig verband hebben. Alle andere waarnemers zullen ook een tijd-achtig verband waarnemen, en altijd gebeurt a vóór b.

- *Tijd als vierde dimensie*

Er zijn overeenkomsten aan te wijzen tussen de begrippen ruimte en tijd. Een gebeurtenis heeft behalve een plaats ook een tijdstip, en evenzo kan een object bepaalde afmetingen in de ruimte hebben, maar ook in de tijd indien het gedurende een bepaalde duur bestaat. Omdat de ruimte uit drie dimensies bestaat, wordt tijd wel eens de vierde dimensie genoemd. Een gebeurtenis heeft aldus een "positie" in de zogenaamde ruimte-tijd, ook wel Minkowski-ruimte. In de natuurkunde is het op deze manier samen beschouwen van ruimte en tijd soms praktisch.

Aan de andere kant is er onderscheid tussen ruimte en tijd. Men kan zich vrijelijk bewegen in de ruimte, maar niet in de tijd. Vanuit theoretisch oogpunt is dit alles het gevolg van de wetten van de causaliteit en het onderscheid tussen ruimte-achtige en tijd-achtige verbanden zoals dit volgt uit de relativiteitstheorie. Elke natuurkundewet of -theorie zal dan ook onderscheid moeten maken tussen tijd en ruimte volgens deze principes.

- *Symboliek*

De tijd wordt vaak gepersonifieerd als een oude man met baard en een zeis in zijn hand, Vadertje Tijd. Dit is een verwijzing naar de oude Griekse god Chronos.

Het woord 'tijd' is in het Nederlands vanouds vrouwelijk (inder-tijd), evenals in het Duits, maar volgens de hedendaagse woordenboeken is het mannelijk (tand des tijds). Men vermoedt dat schrijvers vanwege Vader Tijd het geslacht veranderden. Dat kon ongestraft gebeuren door-dat er in het Nederlands nauwelijks nog verschil is tussen mannelijke en vrouwelijke woorden.

Tijd is een vierde dimensie voor velen in deze mensheid want we hebben hoogte, breedte, lengte en dan tijd. Alles lijkt dus gekoppeld aan tijd. Tijd gaat weer uit van een rotatie van de aarde die er precies, volgens een tijdschema, 23 uur, 56 minuten en 4,09 seconden over doet. Onze dag is op 24 uren gesteld en zo modderen we dus maar aan met het gegeven tijd.

We blijven ons alsmaar vastklampen aan tijd. Door deze tijd zijn vele dingen onmogelijk gemaakt. We kunnen niet sneller dan het licht (lichtsnelheid komt 299.792.458 meter overeen met 1 seconde). We kunnen ons niet ver van deze aarde begeven en vele stelsels zijn onmetelijk ver weg (13,7 miljard lichtjaar) of ongelofelijk diep in ons lichaam We praten dan over; elektronen, protonen en neutronen, fotonen, neutrino's en muonen. Maar het gaat verder, bij bijvoorbeeld een foton naar W-boson, Z-boson en de gluonen Higgs boson en de graviton!

We kwamen nog meer tegen in de boeken en dat willen we je ook niet onthouden. We weten geen namen meer te bedenken of getallen te omschrijven; Even een voorbeeld wat ik overnam uit Wikipedia

1 lichtjaar: 9,46 × 1 (15nullen) meter
1 parsec: 3,1 × 1 (16nullen) meter
Constante van Avogadro: 6,02214 × 1 (23nullen) deeltjes
En deze getallen vallen op hun beurt weer in het niet bij de getallen die in de theoretische wiskunde gebruikt worden:
googol = 10100 = een 1 met honderd nullen
getal van de ossen = 7,766 x 1 (206.544 nullen)

googolplex = $10^{10^{100}}$ *= 10googol = een 1 met googol nullen*

eerste getal van Skewes = $10^{10^{10^{34}}}$

het grootste getal uit de antieke oudheid wordt bezongen in hoofdstuk 30 van de boeddhistische Avatamsaka Soetra (200-700 AD) en is ongeveer $10^{10^{5*2^{120}}}$

getal van Graham (genoemd naar Ronald Graham). Hiervoor is een aparte notatie vereist aangezien dit getal te groot is om in de wetenschappelijke notatie te worden uitgedrukt, zelfs met meervoudig opeenvolgende exponenten (zoals bij googolplex nog relatief simpel gebeurt).

Goed, alles behalve nog geloofwaardig denk je niet?

Na al deze benamingen en getallen zul je zeker begrijpen waar ik naar toe wil gaan. We hebben tijd en getallen ingeschakeld om zaken te gaan verklaren. Maar wat er gebeurde was dat we zaken steeds ingewikkelder maakten en zijn de berekeningen meer en meer steeds complexer gaan worden. Tijd heeft vele geleerden en hun wetenschap misleid want als in al deze nullenreeksen de tijd niet stabiel is, hoe kunnen berekeningen nog geloofwaardig zijn?

Als we eenvoudig Moeder Natuur weer nemen, zien we dat alles tot in de grootste perfectie geregeld is. Wij mensen kunnen geen zaken vinden die beter hadden gekund zoals het in de natuur werkt. Alles loopt en alles heeft met elkaar te maken en is een perfect geheel. Nu kijken we naar meneertje tijd en we zien dat het dus alsmaar aangepast moet worden en alsmaar dat het weer verschillen aangeeft. Tijd is een onstabiel gegeven en er zijn vele formules die tijd moeten corrigeren bij berekeningen. Dat komt omdat tijd een bedenksel is van de mens. Tijd is geen natuurlijk iets en de mens heeft een zo geloofwaardig mogelijke formule in elkaar gezet die de jaren, maanden, dagen, maar ook de uren, minuten, secondes, aan moet aangeven. We moeten toch op tijd komen en handelen in deze maatschappij, niet waar?

In verschillende boeken heb ik tijd ook gesteld als een oplegging van mensen die andere mensen onder zich willen hebben. Niet op tijd betekent, ontslagen of inhouding op je loon. Niet op tijd zijn kan grote gevolgen hebben en tijd zit overal mee te spelen in een mensleven.

Daarom de stelling:
Tijd is een beperking die de mens zich opgelegd heeft

Deze stelling is van iemand die de wetenschap even aan de zijlijn zet en gewoon zaken simpel ziet. Maar ik ben een mens van energie en een mens die niet vastgebakend zit aan deze beperkingen. Als men tijd anders gaat zien, bijvoorbeeld als een flexibel element net zoals de dagen zijn in ons leven, dan komt men al op andere getallen. Als men tijd gaat zien als energie die geen tijd kent dan wordt duidelijk dat we dus elkaar vele beperkingen opleggen die er niet bestaan.

Ik heb eens het voorbeeld aangehaald van het stukje menselijk weefsel wat men genomen had van een levend persoon en dat weefsel werd overgevlogen naar de andere kant van de wereld. De persoon en het weefsel aan de andere kant van de wereld, werden aan een zeer gevoelig apparaat aangesloten en de persoon kreeg een pijnprikkel. Deze pijnprikkel werd op exact dezelfde moment waargenomen bij het weefsel wat aan de andere kant van de wereld bevond! Er was geen tijd en beide, de persoon en het weefsel, gaven op exact het zelfde moment de prikkel aan. Als tijd bestond moest er een vertraging zijn! Als tijd bestond zou er zeker een verschil, wat tijd betreft, moeten zijn in het waarnemen van die pijnprikkel.

Maar er is meer. Kijk eens naar jezelf. Je krijgt op bepaalde momenten een waarschuwing van het een of het ander. Een prikkel dat er wat gaande is of dat je in contact bent via jouw energie met die ander. Deze prikkel zal exact op hetzelfde moment bij jou aankomen als dat die andere persoon de prikkel naar jou uitstraalt.

Nu is het allemaal hocus pocus en zullen de nodige stempels vallen over dit boek. Maar we gaan gewoon verder kijken wat er mis is met het woordje 'tijd' uit de huidige wereld.

Zoals we zien en alsmaar kunnen lezen, we kunnen niet door die tijdsbarrière heen. Volgens onze berekeningen zitten we vast in de huidige tijd en is het niet mogelijk noch vooruit noch achteruit in de tijd te gaan. We zitten vastgenageld aan het nu. Maar wat doen we? We zijn alsmaar in het verleden of toekomst bezig, want eens vinden we de oplossing van de tijd en de daaraan gekoppelde zogenaamde beperkingen. Als we tijd laten vallen, valt de gehele wetenschap. Is er geen klok meer die we hoeven te geloven, zou alles een losse bende zijn volgens veel mensen!

Ooit een boom goed bekeken? Of kijk eens naar een simpel grassprietje! Ga nu naar buiten en pluk even een grassprietje. Kijk dan heel goed naar die ene stengel. Kijk héél goed! Als je een microscoop rijk bent, leg hem ook even onder een microscoop. Kijk goed want je moet zeker van je zaak zijn. Nu komt mijn vraag;

Zie je ergens een klok aan deze stengel hangen?
Een of ander mechanisme wat de tijd aangeeft?
Nee dus!

Ga even naar een willekeurige plant, pak een glas water of neem wat zand en kijk of je daar een of andere klok aan ziet hangen! Nee, ook daar niet. Nu het is simpel omdat de natuur en het gehele universum niet met tijd werkt!

O jee, maar het heeft toch allemaal een tijd van komen en een tijd van gaan. Elk wezen gaat toch weer dood of sterft af en dan is het zijn tijd.

Nu, als dan zo'n leven van een mens, bijvoorbeeld 75 jaren oud, misschien 1 seconde is? Wat als een vlinder die één dag leeft in werkelijkheid wel 100 jaren leeft?

Nogmaals:
Tijd is een menselijke beperking!

Maar we gaan door

Als tijd zou bestaan in de vorm die eens ingevoerd is, waarom zien we die tijd niet terug op de maan of in een oerwoud of in het lichaam van een of ander dier? De natuur werkt volgens een compleet andere methode die absoluut nauwkeurig is en dat is, dat ze leeft volgens de energie. Donker en licht zijn ontstaan door een rotatie van de aarde. Maar ook door de bewegingen van al deze objecten. Een rotatie die schommelingen heeft en beïnvloed wordt door een energie die bijvoorbeeld de zon uitstraalt. Die energie bepaalt daardoor het donker en het licht op deze aarde. Dat is de graadmeter van Moeder Natuur. De graadmeter van wanneer te groeien en wanneer te rusten. Licht kan langer wegblijven dus rusten we langer. Licht kan langer aanwezig zijn, dan hebben we meer energie en kunnen we die lange periodes aan. Licht en donker zijn simpel onze graadmeters die gebruikt worden door Moeder Natuur en het gehele universum.

- Tijd, de beperking die de mens zich oplegt!

We stelden zonet al dat tijd een menselijk bepaling is. Tijd komt voor op de plaatsen waar wij mensen menen het mee te moeten nemen in onze berekeningen. Goed, gaan we even wat verder. Vanuit de oudheid hebben we nog aardig wat documenten gevonden. Ook zijn er tekeningen naar boven gekomen over het wel en wee van de mensen die in die periodes leefden. We zijn bezeten om te weten hoe bijvoorbeeld de piramides gebouwd zijn, maar nergens is er een sluitende theorie gevonden of iets concreets naar boven gekomen. Er wordt aangenomen dat mensen sjorden met levensgrote stenen die ze uit de rotsen wisten te hakken en dan die op een tiende milimeter nauwkeurig wisten te plaatsen. Tot de dag van vandaag hebben we niet de apparatuur om deze bouwwerken na te bouwen in de precisie zoals ze er nu staan. Komt er nog bij dat de grote bouwwerken ook nog naar een bepaald punt staan gericht op deze aarde die we weer terug kunnen voeren in ons sterrenstelsel!

Dan is de vraag nog steeds;
Hoe waren deze mensen tot dit toe in staat?

Aangenomen wordt dat de Maya's kalenders hadden gemaakt die de cyclus aantoonden van het leven, alles per kalender gepropt in een cyclus van ongeveer 2060 jaren. De totale cyclus zoals de Maya's het zagen is 26.000 jaren. Eén kalender hebben we gevonden en nu dat deze kalender op een einde loopt, loopt volgens velen de mensheid ook op zijn einde.

Hoe wisten de Maya's deze cyclus van 2060 jaren te omschrijven en vast te leggen?

We praten over minimaal 2060 jaren die zij al wisten hoe het zou gaan lopen. Zij praatten niet over tijd. Er zijn periodes en naast deze kalender bestaan nog minimaal 12 andere kalenders! Allemaal even gedetailleerd maar door ons nog niet gevonden. Het gaat verder want als deze mensen onze tijd mee konden maken, hoe hadden zij in de tijd kunnen reizen?

Zoals we kunnen zien in diverse oude verloren culturen waren de mensen niet gebonden aan een plaats, een tijd of een periode. Over de wereld waren deze culturen verspreid en deden ze hun werk voor het geheel. Nergens maar ook nergens waar dan ook praatten ze over tijd! Het was de zon, maan, planeten die alles bepaalden en ze praatten over hogere machten die zij 'goden' noemden. Deze goden leidden hen verder in het leven maar ze gaven niet prijs wat werkelijk gaande is in het geheel. Het was duidelijk dat ze meer wisten maar dat ze het niet vrij mochten geven aan ons mensen.

Vele mensen geloven nog dat er buitenaards contact is. Ook zien mensen deze wezens nog dagelijks verschijnen of worden de mensen zelfs regelmatig meegenomen. Anderen zien ze als engelen, ruimtewezens of demons. Allemaal benamingen voor onverklaarbare zaken.

Maar wie zijn ze en wat zijn de werkelijke energieën achter deze mensen of wezens?

Tijd zien we niet in de oudheid terugkomen omdat tijd een vrij jong menselijk begrip is. We hebben eigenlijk nooit met tijd gewerkt en ook niet via tijd geleefd. Tijd is later gekomen toen mensen als slaven moesten gaan werken in een ander systeem. Tijd zoals in de huidige vorm bestaat niet, zeker niet voor die mensen die tot meer toe in staat zijn. Zoals in onze culturen, is tijd een verarming geworden voor ons menselijk bestaan door de vele formules die bedacht werden en nog worden bedacht. En door de vele berekeningen om zaken te gaan verklaren, zijn we op een punt gekomen waar de getallen oneindig groot zijn of oneindig klein. En dan nog blijven we aan het gegeven, tijd, vasthouden niets vermoedend en alsmaar zoekend. Zonder tijd geen leven en zonder tijd geen kansen. Dat zijn de bekrompen gemanipuleerde gedachtes van de huidige mens.

Onze 4de dimensie is niets meer dan het maken van nog meer complexiteit van het geheel. Juist het complex maken van zaken is al het bewijs dat het niet klopt. Want als we ons groot voorbeeld de natuur zien, dan zien we dat het juist allemaal vrij eenvoudig is. Ook het complex maken van een zaak duidt op een verdoezeling van de ware feiten. Persoonlijk houd ik van complexe zaken puur om dan daarin te gaan werken en alle woorden en alle zaken die niet relevant zijn, te strepen. Men ziet dan duidelijk dat een lezing van 10 uren teruggebracht kan worden in een lezing van 5 minuten. Wat dan overblijft, is de waarheid en de harde feiten.

We hadden het al even over het woord 'dimensie' en daar vallen dus hoogte, breedte en lengte onder samen met tijd en als het even kan zal er zeker nog een vijfde dimensie aan toegevoegd worden om alles nog gecompliceerder te maken. Dat, zolang we maar niet tot de kern, waarheid, komen van het geheel. Door alsmaar verder te wroeten in dimensies zul je gaan merken dat je in een soort hologram terechtkomt wat weer een kopie van een kopie is. We zien dat ook als we dieper gaan in ons lichaam en dat we na elke deur weer een nieuwe deur openen. Ook vinden we alsmaar nieuwe zaken. Momenteel zijn we zover dat men meent sneller dan het licht te kunnen gaan. Het is een consternatie want volgens Einstein's theorieën zou dat niet kunnen. Alles wordt in werking gesteld om men te laten denken dat het een rekenfout is en dat ergens iets mis is gegaan. Later bleek dat de berekening zogenaamd niet goed was, puur om het project niet te laten falen!

Zie volgend stuk vanuit een krant en de daarna verklaringen van onze wetenschappers.

Snelle deeltjes blijken meetfout

Genève - Het onderzoek dat vorig jaar de belangrijkste natuurwetten op losse schroeven leek te zetten, blijkt niet te kloppen. Minuscule deeltjes, de zogeheten neutrino's, zijn niet sneller gegaan dan het licht. De baanbrekende ontdekking was waarschijnlijk een meetfout. Dat heeft het Europees Centrum voor Kernonderzoek (CERN) in Zwitserland gisteren bevestigd. Italiaanse wetenschappers hadden de razendsnelle neutrino's in september gemeld. De deeltjes waren vanuit Genève door de grond naar een laboratorium 733 kilometer verderop in het Italiaanse Gran Sasso geschoten. Ze kwamen eerder aan op hun eindbestemming dan de bedoeling was. Als de deeltjes inderdaad de lichtsnelheid hadden gebroken, zou dat de relativiteitstheorie van Albert Einstein hebben ondermijnd. Die gaat ervan uit dat niets sneller kan gaan dan het licht: ongeveer 300.000 kilometer per seconde. De ontdekking van de Italianen was wereldnieuws, maar ze durfden het zelf niet te geloven. Ze hielden vanaf het begin al rekening met een meetfout en vroegen collega's daarom de proeven over te doen. Daaruit is gebleken dat de neutrino's zich inderdaad aan de maximumsnelheid houden. Om helemaal zeker te zijn herhaalt het CERN in mei de experimenten. De oorzaak van de meetfout is nog niet bekend; mogelijk was een computer niet goed aangesloten op een GPS-systeem.

Verdere publicaties

Sneller dan de lichtsnelheid

Op 22 september 2011 werden de resultaten gepubliceerd van een experiment waarbij vanuit de LHC van CERN een neutrinobundel werd afgevuurd op een doel 730 kilometer verderop in Gran Sasso (Italië). De metingen lijken erop te duiden dat de deeltjes een fractie sneller waren dan het licht. Omdat de onderzoekers geen fout in het eigen onderzoek konden vinden, verzocht men collega-onderzoekers uit de Verenigde Staten en Japan het experiment te herhalen.

Op 18 november 2011 is het experiment herhaald en deze keer werd de foutmarge veel kleiner door de pulsen waarmee de neutrino's uitgezonden worden duizenden keren in te korten. Wederom berekende men dat de neutrino's zich met een hogere snelheid dan het licht verplaatst hebben van CERN naar het laboratorium in het Italiaanse Gran Sasso.

Op 23 februari 2012 maakte CERN bekend dat bij deze experimenten een niet goed functionerende glasvezelverbinding tot een lagere uitkomst van de vluchttijd van de neutrino's geleid kan hebben. Nieuwe metingen in mei 2012 zullen hierover uitsluitsel moeten geven.

In een korte discussie met een kennis, maakte hij me duidelijk dat het lag aan het 'Lorentz effect'. Het blijkt dat men al meer weet dan menige wetenschappers en computers bij elkaar.

Maar wat is de Lorentzkracht / Lorentz effect?

Gaan we even opzoeken.

De lorentzkracht is bekend als de kracht van een magnetisch veld op een bewegende lading. De natuurkunde hanteert een algemenere definitie die ook rekening houdt met het elektrisch veld: "De lorentzkracht is de kracht die op een lading wordt uitgeoefend door een elektromagnetisch veld". De elektrische kracht kan een geladen deeltje versnellen of vertragen. De magnetische kracht kan alleen de baan van het deeltje afbuigen.

De lorentzkracht is vernoemd naar de Nederlandse natuurkundige Hendrik Lorentz. Vooral de magnetische kracht is bijzonder omdat de grootte afhangt van de snelheid van het deeltje en omdat de richting loodrecht staat op die van het magnetisch veld. Het bestaan kan worden verklaard met behulp van relativistisch elektromagnetisme. Omdat elektrische stroom veroorzaakt wordt door bewegende lading, werkt de lorentzkracht ook op geleiders in (elektro)magnetische velden.

Maar om het gemakkelijker te maken hebben we kennelijk ook nog te maken met de:

Wet van Ampère
Wet van Coulomb
Wet van Lenz
Wetten van Maxwell
Inductiewet van Faraday
Elektrolysewet van Faraday

Heerlijk om te zien dat de wetenschap er alles aan doet om zaken complex te maken. Buiten het ontkennen hebben we ook nog 8 andere redenen waarom het reizen sneller dan het licht in twijfel getrokken kan worden. Ik bespaar je alle definities van de diverse wetten maar ik kan je zeggen dat als men alles netjes op een rijtje zet, merkt men dat de wetenschap zichzelf in twijfel aan het trekken is. We zien hier duidelijk hoe de wetenschap zichzelf laat wankelen puur omdat de formules en berekeningen waar ze mee werken eigenlijk achterhaald zijn.

Hetzelfde is ook gaande bij het absolute nulpunt. Om daar te kunnen komen, blijken rekenfouten en het beoordelen ervan steeds een barrière te zijn. Hoe dichter ze bij dat nulpunt belanden, hoe meer andere deuren zich openen naar andere werelden. Werelden die niet zouden kunnen omdat nul toch nul is? Nu, dat 'nul' noch een einde is noch een begin is onderhand wel duidelijk. Dat zien we al aan het getal 0 wat een rondje is zonder begin zonder einde. 0 is oneindig en als men dat gaat vertalen in de normale wereld waarin we leven, zien we 0 ook alsmaar voorkomen in de natuur.

We nemen hier meteen het woordje ovaal mee want dat is volgens aardig wat beschrijvingen hetzelfde als ons rondje of cirkel. Hier even een van de definities van een ovaal.

Het woord ovaal is afgeleid van het Latijnse ovum, oftewel ei. Onder het begrip ovaal verstaan verschillende mensen verschillende dingen. De aanduiding uitgerekte cirkel omschrijft min of meer wat ermee bedoeld wordt.

Als een 'uitgerekte cirkel' wordt ovaal beschreven en die zien we in onze letters van het alfabet maar ook in vele zaken in en om ons heen opduiken. Ook in de natuur ziet men een ovaal eerder verschijnen dan een perfecte cirkel. Het komt er op neer dat het allemaal afgeleid is van ons rondje oftewel de cirkel.

De natuur blijft doorgaan en elke lijn van bomen tot planten, van water tot lucht heeft een oneindigheid en blijft zichzelf in stand houden.

Net zoals het getal nul, dat ene rondje wat blijft bestaan en waar je eindeloos in rond kunt bewegen en waarvan we menen dat we lichtjarenlang vooruitgaan.

In het verhaal van heer Haramein, werd hij gefascineerd toen zijn leraar vertelde dat een simpele punt niets was. Een lijn was ook niets. En een plat vierkant vlak was ook niets en betekende ook niets! Pas toen het driedimensionaal getekend werd, kreeg het vierkant vlak inhoud! Volgens heer Haramein werd het hem pas later duidelijk wat zijn leraar vertelde.

In eerste instantie vond hij deze wetenschap niet waar. Zijn eerste ingeving was de beste want een punt op een bord heeft al inhoud, een lijn is inhoud en een plat vlak heeft al inhoud. Gaan we naar de derde dimensie, dan zien we dat we in dimensies terechtkomen die niets meer zijn dan spinsels van cijfers en formules.

Ik begrijp dat ik hier misschien in je ogen goed de fout in ga en dat je nu het bewijs hebt dat ik maar wat zit te typen. Maar ik wil met je naar het volgende toe. Die ene punt, waar bestaat die ene punt op het bord uit? Juist, uit stofdeeltjes dat op het bord geplaatst worden en daar op vastgehouden worden! Die stof is al drie dimensionaal en heeft dus inhoud. Gaan we die punt verder ontleden dan zien we eindeloze stofdeeltjes waar we dieper en dieper in die punt kunnen verdwijnen. Wil ik nog even niet ingaan over de energie die, die ene punt uitstraalt!

Die ene punt is de ingang van een gehele nieuwe wereld. Het kan ook de deur zijn naar een andere wereld. Net zoals we na de menselijke cel dieper kunnen gaan tot één nanometer en dat is nog bij lange na niet het kleinste wat we dus ondertussen al weten. Die ene kalkpunt is dus een kolos in het geheel en bevat veel. Zelfs de punt na de zinnen afgebeeld in dit boek is een wereld op zich. Door dat begrip in te zien, zien we dat we door onze wetenschappers aardig op een dood spoor zijn gezet en dat we meer in een virtuele wereld zijn geduwd voordat we wisten dat deze bestond. Twee dimensies, drie dimensies en zelfs vier dimensies zijn nu heel gewoon en zijn enkel en alleen maar om die ene punt te vertalen en te verdoezelen.

Die leraar sprak ook over een lijn die niet bestond. Het was niets. Terwijl die lijn wel uit vele punten bestaat en ook een geheel eigen universum is. Nog verder ging hij, door een vierkant getekend op het bord ook als 'niets' te betitelen terwijl dat vierkant vele punten en ook vele lijnen bevatte. Symbolen die dus niets zijn omdat in de huidige wetenschap het niet drie dimensionaal getekend is. Toen er een kubus getekend werd, was er in een keer 'iets' verschenen want de illusie van drie dimensies hoogte, breedte en diepte maakte het een inhoudelijk geheel. Dit terwijl het vlak op het bord getekend was en puur een 'illusie' van een kubus voorstelde.

Daar was een duidelijk bewijs aanwezig in de huidige wetenschap die zich baseert op zaken die wij als mensen niet kunnen pakken. Een punt bestaat de minuut dat je hem op het bord zet. Hetzelfde met de lijn en het vierkant twee dimensionaal getekend die wetenschappelijk gezien geen inhoud hebben. Het is duidelijk dat er grote dwalingen zijn in de wetenschap.

Of... is de huidige wetenschap een illusie aan het verdedigen?

Heer Haramein ging zijn theorie maar in het begrip 'niets' zetten omdat 'niets' wel het meeste voorkomt om ons heen. In de wetenschap is er maar een klein beetje materie en grotendeels is er 'niets'! Mooi en gemakkelijk om het kleine deeltje 'iets', oppermachtiger te maken dan de grote massa 'niets'. Door vele berekeningen wist hij een complexe theorie te bedenken die iedereen gerust moest stellen. Doch, helaas als men met het oerprincipe al fout zit, kan men berekenen wat men wil maar zit men fout in het geheel.

Die ene kalkpunt op het bord is een 'niets' voor de wetenschap maar is een complete natuurlijk geheel in werkelijkheid. Als men even gaat beseffen wat hier gaande is, dan zal het duidelijk worden dat men voor verschillende zaken benamingen heeft. Een punt is 'niets' want het heeft als symbool geen inhoud! Juist, als symbool! Want zo wordt dan die punt gezien. Net zoals men het cijfer 0 voor 'niets' zet en dat 'zwart' en 'wit' geen kleuren zijn! Allemaal zaken waarbij men de betekenis maar aanpast zolang het maar in het menselijk wetenschappelijk geheel past.

De betekenis van een simpele punt kan alsmaar aangepast worden terwijl een punt, net zoals een cirkel maar ook de kleuren zwart en wit, gewoon een betekenis / frequentie hebben en allemaal een plaats hebben in het grote geheel. Stuk voor stuk zijn het energieën en hebben weldegelijk een bestaan in het geheel. Die simpele punt laat al zien waar de wetenschap in de fout gaat. Want die ene punt is een universum op zich en die vegen we van tafel door het 'symbool' gewoon een andere betekenis geven.

Als men gaat beseffen waar de huidige wetenschap zijn theorieën op baseert, zal men zien dat het allemaal om 'illusie' gaat. Dat zien we duidelijk aan de enorme getallen die nu verschijnen en de onmogelijke reeksen waar nauwelijks nog een geheel te zien is. Door dat alles is het duidelijk dat de wetenschap aan het dwalen is. Met dan de vierde dimensie 'tijd' er nog eens bij, hebben we ons eigen compleet vastgenageld in een wereld van hologrammen en illusies.

Het is misschien even moeilijk te pakken waar ik hier op doel. Doch als men gaat inzien wat er nu gaande is in de wetenschap is het frappant te zien dat de complexiteit van het geheel alsmaar opgevoerd wordt en dat men alleen maar nog meer werelden tegenkomt achter elke wereld.

Toen men het atoom ontdekte met zijn neutron in de buurt dacht men, dit is de kern van het geheel. Maar toen ging men verder en vond kleinere en nog kleinere segmenten en zijn we nu bij Nano en zelfs al verder beland. In ons heelal dachten we ook dat we het einde zagen. Plotsklaps openden zich nieuwe stelsels en nu praten we al over miljarden lichtjaren zelfs over diverse universums!

Heeft men niet door dat er geen einde en geen begin is?
Of willen we juist die illusie creëren?

Die cirkel, die ene eenvoudige cirkel laat ons leven, ons universum en het geheel zien. Ik moet alsmaar denken aan mijn vis in zijn viskom. Volgens hem zwom hij grote oceanen over in zijn leven, dan weer denkend aan de mens die maar verder, dieper en dieper aan het kijken is.

Door de aanduiding 'tijd' mee te laten spelen in de wetenschap maar ook nog eens zaken als een 'nul' en een 'punt' uit te sluiten, zijn we werkelijk 'ezels' geworden die achter de wortel voor ons gebonden, lopen. Misschien niet leuk te lezen maar soms moet men mensen even een spiegel voorhouden.

We leven in een wereld met ruim 7 miljard mensen en we zijn met vele landen en hun culturen bezig om volgens velen nog te overleven. We doen dat met geld wat ook weer een dimensie is die niet bestaat. Zo zijn wij mensen al heel wat jaren en zelfs eeuwen, beland in een virtuele wereld die ver van de werkelijke wereld is afgedwaald.

Kom ik weer op mijn ene punt op het schoolbord die geen perfecte ronde vorm heeft en een eigen wereld is. Zo is een boom, vis, dier maar ook de mens een eigen wereld op zich en met een illusiewereld om zich heen. Een wereld die weer in een groter geheel zit. Zo kunnen we eindeloos doorgaan. Wij mensen kunnen niet het geheel zien, noch naar binnen toe noch naar buiten, omdat we beperkt zijn in ons denken. Wat de mens niet kan pakken ziet hij niet voor waar aan. Maar een mens met verkeerde informatie laat deze ook hem nog eens dwalen. Dat punt hebben we nu al lang gehaald en we blijven zoekende naar die ene kern die we maar niet vinden.

-3- De kern

De kern van het leven is waar we al vele jaren, zelfs eeuwen over bezig zijn om die te zoeken.

- Als we dit of dat ontcijferd hebben, kunnen we zo handelen en weten we meer van het ontstaan.
- Als we het absolute nulpunt hebben, kunnen we dieper komen in het leven en onbeperkt gegevens ophalen.
- Als we verder de ruimte in kunnen gaan, zien we misschien ergens de oorsprong of ligt er nog ergens de sleutel van ons bestaan.
- Als we dieper in ons lichaam kunnen kijken, zullen we zeker een afkomst vinden want uiteindelijk moet ergens nog een spoortje zijn van het begin.

Fabelen die we al lang horen en kunnen lezen in de vele publicaties in de verschillende wetenschappen. Het zijn uitspraken die we alsmaar aan moeten horen en waar weer bedrijven, landen of militaire grootmachten dan onzinnig veel geld pompen in waanzinnig dure experimenten. Onszelf onzichtbaar maken, onszelf ontleden en zelfs zover gaan dat we ook al proberen te meten hoe mensen energieën aan kunnen voelen en ermee werken. Allemaal om meer macht te krijgen en om dieper in het geheel te kunnen duiken. Om te reizen in de tijd en reizen in een lichaam om zo de oorsprong te vinden en die macht zien te krijgen om dan deze te gaan ge(mis)bruiken.

Het is niet te geloven als we zien hoe triljoenen verspeeld worden aan zaken die niets hoeven te kosten. Het is onzinnig te zien dat hoog gestudeerden hun hoofden breken op iets wat zo vrij te plukken is vanuit het geheel. Het is triest te zien en te weten dat er vele mensenlevens in gevaar worden gebracht maar ook dat vele mensen verdwijnen als ze met bepaalde experimenten bezig zijn. Triest is te weten dat zoveel mensen gevaar lopen omdat ze spelen met een kracht waar men geen weet van heeft.

Kijk wat ze gedaan hebben in Philadelphia, oktober 1943 met het verdwijnen van een schip compleet met bemanning. Na dat experiment werden alle mensen geestelijk een wrak. Het spelen met die frequenties faalde compleet en is toen meteen afgeblazen.

Kijk naar het **HAARP (High Frequency Active Auroral Research Program)** experiment wat gestuurd wordt vanuit 11 plaatsen. En van waaruit men natuurrampen kan activeren waar dan ook ter wereld door bepaalde frequenties op een punt samen te laten komen. Maar ook kan men de gemoedsrust van de mens daarmee beïnvloeden wat momenteel een van de grootste missies is van HAARP.

Kijk wat ze in medische laboratoria doen waar virussen en de meest vreemde ziektes geconstrueerd worden om dan die te testen op mensen. Het bewust dom houden en het bewust ziek maken van grote groepen mensen in bepaalde landen. Maar ook het bewust uitmoorden door totale landen uit te hongeren terwijl er op de wereld nog een overvloed aan voedsel is. Het bewust sprayen van landen met stoffen zodat de oogst beïnvloed wordt. Ook sprayen om mensen bepaalde stoffen binnen te laten krijgen die men uit wil proberen. We praten dan over chemtrails. Vergeet ook niet wat er met het drinkwater gaande is waar zowel chemicaliën toegevoegd worden als ook gif zoals fluor, chloor en zelfs zoutzuur!

Allemaal experimenten die zogenaamd de mensheid moeten dienen en om zo dieper in het geheel te belanden. Experimenten ten koste van de mensheid en die alleen maar dienen om macht en nog meer macht te verkrijgen.

De kern
Wat is de 'kern' en waar zouden we die kunnen vinden?

Simpel omschreven, er is geen kern! Want als er een kern was dan zou het leven en het daaraan gekoppeld universum afhangen van maar een ding / plaats. Als er een kern zou zijn, zou het gevonden kunnen worden en zou dat dan de 'absolute macht' zijn. De absolute macht waar de mensheid naar zoekt. Die absolute macht, waarvan men vergeet dat een absolute macht niet een plaatsje of een kern is maar het geheel. Wil men de zogenaamde absolute macht gaan bezitten, zal het geheel mee moeten werken en zal men één moeten zijn met dat geheel. Men werkt dan voor de algemene energie. Ook zijn er uit het verleden en het nu, menselijke wezens die weten te werken met de absolute macht en die mensen doen hun werk in dienst van het geheel. Zodra die macht misbruikt wordt, zal de macht ook bij hen verdwijnen en is dat wezen weer een normaal mens wat hier rond loopt en verder niet veel meer bij zal dragen aan het geheel.

Nu weet ik dat het allemaal weer zweverig klinkt en wetenschappelijk hoogstwaarschijnlijk niet veel bij zal dragen. Maar dat is de reden waarom de wetenschap duidelijk op een dwaalspoor is. Vroegere culturen wisten contacten te maken met de absolute macht. Deze 'wezens' werden verheven tot goden omdat ze meer konden dan een doorsnee mens. Zij wisten te werken volgens universele wetten en regels maar wisten ook de energie die overal is, om te zetten in die zaken die nodig waren om bepaalde zaken op deze aarde te bereiken.

Men neemt aan dat een klein deel van deze macht nog aanwezig is bij bijvoorbeeld de hogere rangen van de masons. Maar het is duidelijk dat zij er nauwelijks gebruik van weten te maken. Dat komt omdat de pure kracht zich daarvoor niet laat gebruiken. Momenteel is hun macht, die zij menen te bezitten, puur op politiek en maatschappij gericht, dus puur in het aardse. De machten, hun symbolen, beschreven en uitgebeeld in de vele boeken zijn niet meer door deze mensen op te roepen daar die ruimschoots misbruikt zijn geworden.

Die zogenaamde goden hadden extra gaven en wisten te werken met de energie die we nu nog om ons heen hebben. Het werken met deze energie geeft extra krachten en zelf heb ik regelmatig van deze energie gebruik mogen maken; 50 boeken geschreven in 3 jaren. 16 beelden ver- vaardigen en verplaatsen, enkele van meer dan 450 kilo. Zaken aanpakken in de huidige maatschappij waar mensen zich bij afvragen of ik nog wel eens slaap, zijn enkele zaken die ik doe met de energie die naar mij toe komt.

Op sommige momenten kan de sterkte van de energie oplopen tot ongekende hoogte en merk ik dat alles mogelijk is. Dan is de wereld voor mij totaal anders en heb ik ook een totaal ander beeld van de wereld. De wereld is dan voor mij een totaal energieveld waar ik in kan kneden en mee kan creëren. Op dat punt waren vroeger vele zogenaamde goden die gebouwen neerzetten waarvan we nu nog niet weten hoe het mogelijk is.

Door te kunnen werken in die energiewereld ziet men dat er geen vast punt noch een kern is wat meer energie uitstraalt. Nogmaals, een kern zou een zwakte in het geheel betekenen. Wat de energie sterk maakt is de eenheid en is juist het geheel wat niet uitmaakt of het nu een nevel is duizenden lichtjaren verder of een enkel nano in je lichaam. Deze energie kent geen grenzen maar deze energie kent ook geen zwakke plekken.

Ja, even zal ik hier verder op in moeten gaan want inderdaad, er zijn zwakkere plekken zoals grote gedeeltes op onze aarde en onder andere wij mensen. Wij staan in de energiewereld veelal op een zijspoor daar er weinig positieve energie aanwezig is. Zo wordt onze energie veelal gebruikt als er ergens negatieve energie nodig is. De aarde is grotendeels een groot negatief veld wat blijkbaar ook nodig is in een energiewereld.

Bedenk even waarom wij mensen alsmaar overladen worden met negatieve energie. Zie de oorlogen, slachtpartijen en soms onderhand kannibalistisch gedrag. Zie de energieën waar wij mee werken; elektriciteit, atomen, frequenties en andere soortgelijke zaken als bijvoorbeeld de negatieve straling die vrijkomt van onze portable telefoons. Daar zal het totale energieveld weinig aan doen want alles reguleert zichzelf. Het maakt er alleen gebruik van, indien nodig. Het is een komen en gaan in de energiewereld en die zal werkelijk niet treuren als Moeder Aarde eens tussen alles weg gaat vallen. Eens is de aarde niet meer nodig en is de energie die wij leveren niet meer van belang. Onderzoekers vertellen ons nu al dat ons stelsel ten dode is opgeschreven en in de toekomst zal verdwijnen. Met al onze inzet en al onze menselijke energie betekenen we zeer weinig en kunnen we met de huidige manier van leven het totale energieveld nauwelijks beïnvloeden.

Dat is ook waarom we niet werkelijk ver van deze aarde kunnen komen als mens. Met de huidige materialen en apparatuur is het niet mogelijk buiten de aarde te komen. Het stralingsveld wat om onze aarde is, is zo sterk dat zelfs de maan te ver is voor de mens. Verschillende beelden laten ons zien dat er nog nooit één man op de maan is geweest. Het blijkt dat de mens niet veel verder komt dan 150 kilometer boven onze aarde en het hem dan onmogelijk gemaakt wordt om verder te komen. Nieuwe bewijzen hebben aangetoond dat alle zogenaamde beelden van maanwandelingen niet plaats hebben gevonden op de maan. Ook is er uitgekomen en bewezen dat er een stralingsveld is wat ons mens tegenhoudt de aarde te verlaten. Het veld is te sterk voor de mens om met de huidige techniek dit te doorbreken. Er zullen vele zwaardere 'bouwsels' gemaakt moeten worden om door dit veld te kunnen komen. De Amerikaanse show is na jaren door de mand gevallen. Zelfs astronauten hebben al enkele malen toegegeven dat ze niet meer weten of ze wel werkelijk op de maan zijn geweest! Door hypnose is dat deel compleet gewist uit hun leven. En werden zij jaren lang uit voorzorg van elk interview geweerd en alles werd gescreend wat er naar buiten kwam.

Komen we toch nog even op die kern. O ja, die kern die er dus niet is. Er zijn meerdere dingen waar we in dwalen. We willen o zo graag de oorsprong weten en we willen het liefst ook de toekomst kunnen bepalen. Onze oorsprong is niets meer dan een energetische reactie die twee energiepunten gehad hebben op een bepaald moment. Vanuit daar zijn wij ontstaan en zo zal deze ook weer verdwijnen. Dat wij als mens hoogstwaarschijnlijk uit een volk stammen, namelijk de Anunnaki, blijkt omdat we grotendeels (80%) hun DNA hebben. Die manipulatie was een tussenstap van onze evolutie. Wij als mens zijn echt niet het eerste wezen in het geheel. Al geruime tijd is het dat men spreekt van verre volkeren en verre contacten. Dat is allemaal om een begin te vinden.

Nu klinkt dat vreemd omdat er geen begin is in de energiewereld maar ook geen einde en zo zou je zeggen dat het dus niet kan kloppen. Doch als we ons verder verdiepen in hoe de energiewereld zich gedraagt, zien we alsmaar om ons heen dat er energieën verdwijnen en weer ergens anders opduiken. Energie wordt niet verspeeld en het komen en gaan, is om te groeien in het geheel. Het mooie van het geheel is, dat het gehele universum één grote kern is. Welk deeltje men ook neemt zo klein of zo groot, het is een deel van de gehele kern.

Illusie - hologram?

Zo komen we toch weer even op dat hologram, waar wel verschillende theorieën over en weer verschijnen. Omdat vele zaken alsmaar weer ergens anders opduiken lijkt het steeds meer of we in een hologram bezig zijn. De herhaling van zaken, het Déjà vu moment, de 'rare' gevoelens en het al eens gezien of meegemaakt te hebben. Allemaal prikkels van de energiewereld die over en weer herhaald worden om een grote prikkel te veroorzaken in het geheel.

We hebben nu al vele zaken in een korte tijd gelezen en het zal zeker niet gemakkelijk zijn om alles in een keer te begrijpen. Het zal zeker

moeilijk zijn, want men weet nog niet werkelijk te werken met de energiewereld. Er zullen zeker vele zaken zijn die niet door de huidige hersenen
begrepen kunnen worden. De mensheid is een kuddevolk en een mens wil
geleid worden. Mensen zijn afhankelijk van elkaar en mensen kunnen niet
zonder elkaar. Let wel, de mens is van oorsprong af al een 'slavenvolk'.

Maar wat gaat er nu gebeuren?

De mens leeft voor zich, denkt alleen aan zichzelf en een mens
wil niet meer samenwerken met de medemens. In dit gedeelte van dit boek
zien we dat hier de zwakte ligt van de huidige mensheid.

Bij vroegere beschavingen, bijvoorbeeld de Maya's, Azteken,
Tolteken en de Egyptenaren, waren de gemeenschappen hecht en waren
één als één bonk energie. Ook niet altijd vrijwillig en daarom gingen de
vele beschavingen ook weer net zo snel ten onder. Maar laten we even de
beginfase doornemen van de vele grote beschavingen. Groepen mensen
verenigden zich onder enkele leiders met daarboven een oppermacht. Deze
had veelal zijn tempels en zijn wijsheren. Deze mensen wisten te werken
met de energie en bundelden die om zo tot grote prestaties te komen. Naar
gelang er dwang gezet werd, viel de macht ook weg want energie werkt
niet onder dwang. Macht kun je verkrijgen als grotere groepen mensen
één zijn en zo samen de kracht oproepen van de energiewereld. Die kracht
zal dan naar een centraal persoon gaan en die geeft het door aan wat wij
kennen als 'goden'. Die goden waren dan die mensen (wezens) die met
deze gebundelde kracht zaken wisten aan te pakken en te verwezenlijken.
Mensen zijn altijd de werkpaarden maar ook de antennes geweest om
energie vanuit de energiewereld op te vangen.

Nu zou je zeggen, ik roep een grote groep mensen bij elkaar en we
gaan energie verzamelen om zo in die grote macht terecht te komen. Dat is
een onmogelijke zaak omdat men kan zien vanuit het verleden bij de vele
vergaande culturen maar ook bij de vele godsdiensten, dat wij mensen er niet

mee weten om te gaan. Er zal dan geen of weinig macht (energie) vrijkomen maar ook dat kleine beetje zal dan weer snel verdwijnen! We zien en voelen het in moskeeën en kerken waar mensen letterlijk leeggezogen worden van hun energie. Ook in popconcerten en grote bijeenkomsten zie je duidelijk dat de energie opgeslurpt wordt door de performer. Schoolvoorbeelden zijn Madonna, Michael Jackson die ware vampiers is / was en hun mensen leeg zogen en nog zuigen. Dat is waarom de megaconcerten gehouden worden en wat we in bijvoorbeeld 2013 zagen op de superbowl. Ook bij sporteve-nementen zie je massaal onttrekking van energie naar bepaalde punten. Mensen moeten zwak blijven, mensen moeten slaven blijven.

Toch ziet men dat al deze evenementen niets meer zijn dan onder-drukking die daarom al voor duizenden jaren plaatsvinden. Maar het mooie van dit alles is, is dat diegenen die deze energie absorberen er nauwelijks iets mee kunnen doen. Energie laat zich niet dwingen om zich vrij te geven en energie zal zeker niet tevoorschijn komen bij mensen die er diep in hun gedachtes misbruik van willen maken. De kracht van de totale energie zit hem in het feit dat er geen kern is noch aangetast kan worden. Bij het ver-keerd gebruikmaken van die energie zullen meteen de krachten verdwijnen.

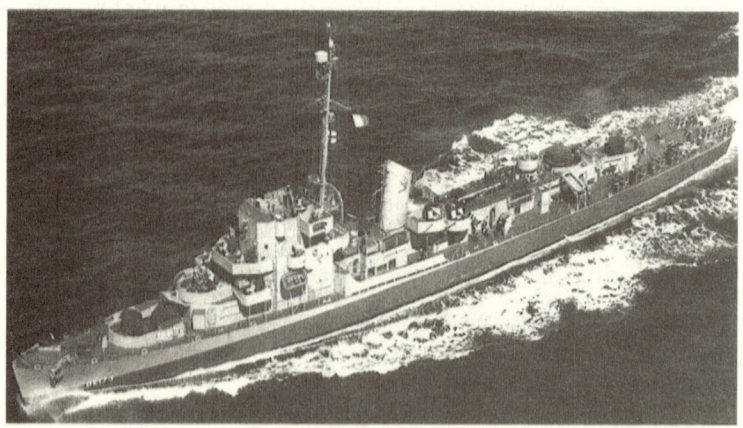

Philadelphia, oktober 1943

-4- Het begin

Begin, einde en daartussen is allemaal waar het om draait in onze wereld. Dat we als huidige mens het zien als allemaal losse componenten is waarom we geheel de mist mee in gaan met onze huidige wereld. We stelden al eerder dat er geen begin is! Zelfs het zogenaamde begin van de eerste energiekoppeling voor het ontstaan van het geheel is weer een deeltje van nog een ander geheel. We zijn dus werkelijk als onze goudvis die oneindige afstanden zwemt in zijn kom. Maar wij mensen denken ook alsmaar in theorieën die niet kunnen kloppen omdat ze niet zuiver zijn. Zeker als we kijken hoe het grote geheel allemaal feilloos in elkaar zit. En ook uit het verleden zien we zaken die feilloos zijn! Dan praten we nog niet over onze natuur! Dan is het toch niet te rijmen dat we maar aanmodderen met theorieën. Theorieën die tot stand gekomen zijn via geld en hun geldschieters met daarachter hun heersers. Zo komen we op theorieën die totaal kant noch wal raken.

We modderen maar wat aan om de oude theorieën te beschermen. En om beweringen zoals in de archaïsche tijd, toen men stellig overtuigd was dat de aarde plat was, weer niet te laten voorvallen. Wetenschappers hebben alsmaar hun theorieën aan moeten passen en nu, heden ten dage, worden de huidige theorieën met hand en tand verdedigd om maar niet weer in die fout te gaan. Toch zien we dat vele theorieën weer aan het wankelen zijn onder de nieuwere kwantum theorieën. Een kwantum theorie die op zijn beurt een brug had moeten slaan tussen de oude en de huidige wetenschap. Door wat aanmodderen, blijven we eindeloos steken in zaken als afstand, hoogte, breedte en tijd. Onze vierde dimensie die ondertussen alles blokkeert om verder te komen in het 'schap der weten'.

Willen we wel weten?

Als we werkelijk zouden willen weten, zouden we nu veel verder kunnen zijn dan de Egyptenaren, Grieken, Maya's, Olmeken, China en verdere oude culturen. In plaats van dat we leren, verleren we steeds meer en dwalen we alsmaar verder af. We weten steeds minder hoe te leven en wat het leven werkelijk is en inhoudt. We zijn afgeweken van het grote geheel en zijn nu de eenlingen in een groot geheel waar we niet meer bij willen horen. Doordat we ons afzonderen van het geheel, verzwakt onze energie enorm en laten we ons beïnvloeden door theorieën die ons nergens brengen.

Is het jou niet opgevallen dat er meer uitsluitingen zijn in zaken dan dat er nog zaken geaccepteerd worden? Als we het huidige internet bekijken maar ook de vele publicaties die er dagelijks naar buiten komen, zien we veelal wat zaken niet zijn. Weinig mensen durven nog naar buiten te komen met zaken zoals zij menen dat ze zijn. Alsmaar worden vele dingen belachelijk gemaakt of afgedaan als zijnde 'onzin'. Zeker als het boven het vermogen van denken is. Dan is het zeer snel 'spiritueel gezwam' of men beweert dat die persoon een klap van de molen heeft gehad. Ontkenning is een menselijk stokpaartje en waar vele mensen zich achterschuilen. Niet alleen in het dagelijks leven maar ook in de wetenschap. Er gaat veel energie verloren in dat ontkennen, terwijl in de energiewereld al lang geen issue is wat bewezen is of nog bewezen moet worden. Door de simpele logica die er in de energiewereld heerst, is het voor iedereen gemakkelijk te begrijpen. Geen verloren energie, geen levens verkwisten om zaken zogenaamd 'geheim' te houden.

Laatst was ik in een discussie met David Wynn Miller die werkelijk vele mensen weet te overtuigen van zijn manier van wereld besturen. Een simpele vraag bracht hem helemaal van zijn voetstuk en het werd me duidelijk dat hij totaal niets begrepen had van de geheimen achter de mason. Hij wist daar geen raad mee en dat is duidelijk door een ontkennend antwoord te schrijven in zijn taal, niet wetend dat ik juist het gevoel achter zijn zinnen zag. En dat was mijn volgende vraag aan hem;

Kent u het gevoel achter elk woord wat geschreven is in elk boekwerk wat u tot dusver heeft omgezet in uw taal?

Wat ik bedoelde met gevoel, legde ik hem uit, is dat het over de energie en zijn kracht gaat. Toen kwam duidelijk naar boven dat hij niet met gevoel werkte en met andere bedoelingen bezig was.

Maar we gaan even verder over het achterhouden van de waarheid. Kijk naar die mensen die methodes hebben gevonden waarbij kanker verleden tijd is maar ook waar AIDS niet die ongeneeslijke ziekte is zoals voorgehouden. De mensen die zelfs met bewijzen komen dat alles te genezen is worden krankzinnig verklaard, bedreigd of ze verdwijnen zelfs van deze aarde! Alles wat tegen de huidige maatschappelijke en wetenschappelijke macht is wordt vakkundig weggewerkt. Doch ook dat is blijkbaar niet de oplossing want steeds meer laat de kracht van de energie zien dat het niet tegen te houden is. Via boeken, lezingen en vooral internet worden mensen directer geïnformeerd en zien mensen met eigen ogen de leugens.

Doch door alsmaar te dreigen, zijn die mensen met zeer goede ideeën bang of heel voorzichtig geworden. Ze proberen alles in te bouwen in de stugge en achterhaalde wetenschappen of regels die gesteld zijn. Bang voor hun toekomst, bang voor hun inkomen. Doordat de nieuwe wetenschappers al meteen met de ware maatschappelijke bedreigende wereld geconfronteerd worden, blijven de angsten die je leest in hun beweringen of onderzoeken duidelijk zichtbaar. Zelfs als een bepaald onderzoek te veel neigt naar de kwantumleer of te revolutionair is, worden snel vele zaken van de oude wetenschap omheen gebrouwd om zo geen argwaan te trekken dat men te rationeel bezig bent. Zo worden werkelijk nieuwe ontdekkingen maar ook nieuwe zienswijze alsmaar afgebroken en weer in een kast gestopt.

Het begrip 'begin' is een obsessie geworden bij vele wetenschappers. Het begin zal en moet de kern bevatten en moet gaan verklaren waarom zaken nu lopen zoals ze nu gaan. Het 'begin' is volgens hen de sleutel van het geheel en het begin is waar wij mensen, dat wordt aangenomen, zullen overleven. Juist, alleen al die gedachtegang maakt dat de mens stoffelijk een sterveling is. Men gaat er niet vanuit dat alleen zijn energie alsmaar weer zal opduiken waar dan ook. Energie is niet gebonden aan mens, dier of plant.

Door het alsmaar zoeken naar een begin is er een ware race ontstaan om wie het begin gaat beheren en die dan meent de meester te zijn en het eeuwige leven te bezitten. Oude beschavingen waren verder in dit begrip en waren ook al niet meer geïnteresseerd in het begin. Zij wisten dat het begin niet daar te vinden is waar we het nu ook weer zoeken. Begin is er gewoon niet omdat het gehele menselijk leven een cirkel is! En daar komt nog bij dat het een matrix, een hologram is. Dat gegeven begrepen de vele oude wijsheren die toen nog vrij waren om revolutionaire theorieën te lanceren.

We zien dan alsmaar overal in oude beeltenissen dat een cirkel of een gesloten vorm opduikt en waar daarin weer andere gesloten vormen, zich openbaren. Voor onze goudvis is er geen begin en voor de natuur is er geen begin want alles loopt in het een of ander over. Maar ook, dieren sterven uit maar andere diersoorten zijn er voor in de plaats gekomen. Mensen komen en mensen gaan en de aarde heeft alsmaar een ander aanzicht. Maar waar alles uit bestaat, blijft alsmaar weer terugkomen of gaat direct door in welke vorm dan ook.

Wij menen dat wat we zien dat, dat het is wat de wereld maakt en is. Maar juist wat we niet zien is wat het geheel maakt. Namelijk het 'niets' waar we het al even over hadden. Er is simpel gewoon geen begin en die is er nooit geweest. Het begrip 'begin' is er gekomen toen de mens het over tijd begon te hebben en vandaar is het uitgegroeid tot een alleenstaande theorie die nergens zijn oorsprong kan vinden. Zoals onze kip en het ei. Een eeuwige vraag is dan ook; wat maakte ons gehele universum en wat was er eerst? Er moet wat geweest zijn die begonnen is met deze cyclus. En zo blijft de mens dwalen in zijn eigen theorieën en blijft de mens denken dat hij eens de sleutel zal vinden in een 'iets' wat er niet is.

Hé, dat hoorde ik eerder! Weet je nog die punt op het schoolbord wat niets is? En als symbool door de mens als een 'niets' verklaard is en als punt op een schoolbord een hele wereld op zichzelf is. Zou niets toch iets zijn!

Om dat te achterhalen moeten we vele conservatieve gedachtes, wetten en regels even aan de kant zetten. Even maar en je hoeft niet alles te wissen wat je in het verleden met veel pijn en moeite hebt moeten leren. Ik vraag in dit boek gewoon even de tijd van je (die niet bestaat) om gewoon zaken eens anders te belichten.

We beginnen dus bij het begin wat er ook al niet is. Alles heeft een begin volgens de wetten en regels heden ten dage. Maar als men tijd uitsluit, waar zoeken we dan dat begin? Waarom we die tijd uitsluiten is duidelijk. Tijd is een onbetrouwbare bron die niet past in de oer- en werkelijke wereld vanwaar we uit leven en ons in bevinden.

Zoals we al stelden, tijd is een onzuivere dimensie die de mens heeft toegevoegd omdat hij meent dat er afstanden gemeten kunnen worden. Cijfers is waar alles dus om draait terwijl cijfers op zich niets verklaren en hetzelfde symbool is als de nul die een O kan zijn. Maar ook die punt op het bord wat weer niets is in de huidige wetenschap. Zie je nu hoe we maar wat aan goochelen om zo zaken in een vakje te duwen? Door die onzekere factoren als tijd en ook symbolen die zaken moeten verklaren, blijkt dus dat we er niet van op aan kunnen of er wel werkelijk iets is wat meetbaar is om het zo in vakjes te zetten.

Als we alles gaan zien in energie dan is er geen begin en geen einde. Ons eigen lichaam is een machine waarbij alles alsmaar rondjes blijft draaien en alles zich afspeelt in dat ene lichaam. Wat we in ons nemen is de lucht, want zonder lucht is er geen leven. Ook die lucht draait alleen (zover we weten) om onze aarde omdat wij wezens zijn die leven van de lucht. De aarde wordt aangenomen dat die draait om de zon en komt ook niet verder dan dit planetenstelsel. En ook in ons planetenstelsel wordt aangenomen dat alles draait om een zwart gat wat weer zogenaamd niets is! In ons lichaam hebben we bloedcellen en elk bloedcel heeft zijn eigen wereld met weer kleinere delen en zo kunnen we ook de werelden aangeven in ons eigen lichaam. Want wat we ook tegen komen in ons lichaam, zelfs het kleinste deeltje, bevat weer een eigen wereld.

Je ziet, alles is een wereld op zich en alles draait of beweegt zich weer in een andere wereld. Planten, dieren, mensen maar wat dan ook zijn werelden in werelden. Elke wereld is een gesloten eenheid die op zichzelf werkt en op zichzelf staat. Doch al deze werelden hebben een connectie met elkaar. Ze leven van elkaar en voeden elkaar, is het niet via lucht dan wel via voedsel maar als hoofdzaak leven ze allemaal van hetzelfde en dat is energie.

Als je dit even enkele malen terug leest en gaat beseffen wat hier staat, zal er op den duur een belletje gaan ringelen. Want als dat ene neutron, die ene cel, dat ene lichaam, die ene aarde, dat ene zonnestelsel, dat ene universum allemaal één is en in elkaar overloopt ondanks dat het werelden op zich zijn, dan is er iets wat het universum voedt. Wat het universum voedt is de energie / frequentie wat elk deeltje produceert in zijn eigen wereld. Als we dat gaan inzien weten we ook dat het enige wat het universum kan voeden energie is want die komt voor in het kleinste maar ook in het grootste object uit het geheel.

Denk hier even over na en zet in je achterhoofd, er is geen begin. Met dat gegeven laat ik je even alleen.

-5- Het Einde

We worden door vele kerkgenootschappen en verschillende mensen er op geattendeerd dat de wereld zal vergaan. Velen zien de dood als het einde. Weer anderen zien zover ze kunnen en zeggen dat er al een einde is. En zo worden we wel dagelijks even op de maatschappelijke werkelijkheid geattendeerd dat het einde om ons heen is.

Als ik dat hoor probeer ik altijd eens goed te kijken en in mijn ogen te wrijven en dan nog kan ik het einde niet zien. De wereld zal niet vergaan. Dood is geen einde evenals het niet verder kunnen kijken, want ook dat wil niet zeggen dat daar het einde is. Waarom zie ik het einde niet en een ander spendeert zijn hele leven zoekend naar een einde?

Onze goudvis zwemt er lustig op los in zijn kom. Eens hoopt hij een luie stoel te vinden waar hij in kan uitrusten. Ons bloed ziet ook geen einde en gaat van de hersenen naar onze tenen, dag in dag uit. Die ene cel gaat ook alsmaar door en wordt gestuurd waar het dan nodig is. En zo blijven alle delen in het lichaam in de weer om maar alles op gang te houden.

O, er is een dood en planten, bomen en dieren sterven ook. Ook cellen sterven en bloed heeft ook niet het eeuwige leven. Dat klopt helemaal. Al het tastbare zal komen maar al het tastbare zal ook gaan. O jee, wat schrijf ik nu. Want hier staat dus wel dat er een begin en einde is. Stoffelijk gezien ja en stoffelijk is zoals de mens denkt en meent te moeten zien. Maar als men het tastbare gaat zien door de energiebril is het een ander verhaal. Want hoe men ook of waar men ook leeft op deze aarde, alle energie blijft bestaan. Het omhulsel valt weg zoals ook de mensheid zal verdwijnen. Dat omdat deze dan niet meer nodig is in de hoedanigheid we nu leven. Zoals een stelsel in ons universum ook zijn leven heeft, maar ook die bacterie die voor een bepaalde aardse tijd bestaat. Alles is nodig om de energie in stand te houden of het nu een ster, planeet, dier, plant of bacterie is. Er komt zeker wat anders voor in de plaats, wat dan nodig is in het geheel.

Maar wat is dan het probleem? Er is een einde!

Nee, er is geen einde want energie is er overal en is niet te stoppen. Een einde is wat wij als materie zien en dat is wat we willen zien als mensen. Ja, willen want wij mensen zien maar zeer weinig en zijn zo goed als blind!

Wat nu weer?

We zijn blinde wezens die alleen zien wat onze hersenen herkennen.

Okay, en dat maakt dat we nog niet eens één procent zien van wat er werkelijk in en om ons heen bevindt en wat er werkelijk gaande is. Een voorbeeld; de indianen in Amerika stonden op de uitkijk om vis te signaleren in hun zeeën. Ze hielden ook de wacht om hun vijanden te signaleren die op simpele bouwsels aan land kwamen of via land hen bedreigden. Ondertussen, terwijl zij op wacht stonden, kwamen grote monsters in de vorm van schepen aan de horizon. Schepen met mensen die hun grootste vijand bleken te zijn. De wakers sloegen geen alarm want ze wisten die objecten niet te plaatsen en herkenden de bouwsels niet. Kortom, ze zagen deze schepen niet! En zo kon men gemakkelijk Amerika binnenvallen zonder enige tegenwerking. De eerste wakers die daar op wacht stonden, waren er heilig van overtuigd dat ze niets gezien hadden!

Ze hadden gelijk want hun hersenen signaleerden deze boten niet omdat ze geen boten kenden! Als men nu kijkt, zien we miljarden objecten die we kennen en ook zodanig signaleren. Maar er zijn triljoenen objecten die we niet waarnemen en niet kunnen zien. Simpel omdat we ze niet weten te plaatsen met onze hersenen. Denk aan het filmpje van het coca cola flesje wat uit de lucht viel in de oerwouden van Afrika! Voor die man waarbij het flesje voor de voeten viel, was het object niet te herkennen en hij maakte het een of ander heiligdom van. Want het kwam uit de lucht en wat uit de lucht komt, zijn voor vele mensen goden!

Er zijn enorm veel zaken die we niet weten en er zijn ook nog eens vele zaken die we niet kunnen plaatsen. Ook nu zien we vele berekeningen die domweg uit een computer gespuwd worden en ons zeggen 'er is iets, maar we kunnen het niet plaatsen'. Meetgegevens die niet kloppen volgens onze huidige kennis. Gegevens waar niet om gevraagd is maar plotsklaps opduiken als een 'vuiltje' in het geheel. Momenteel zijn er verschillende wetenschappers veel preciezer aan het werken met die gegevens en zoeken ook daar hun oplossingen.

Einde, daar hadden we het over en elke zin heeft toch een einde?
Elke weg houdt een keer op?
En bij alles is er toch een begin en weer een einde?

Vragen en stellingen waar een mens die niet verder kijkt als alleen materialistisch, gelijk in heeft maar dat komt omdat er aan de mens zeer beperkte informatie gegeven wordt. Door de beperkte informatie op scholen waar de hersenen gewoon gespoeld worden en niet geactiveerd, doet men op die manier alles er aan om de komende mensen te laten zien wat wel en niet kan.

Als er een school bestond waar kinderen het 'zien' en het 'weten' verder konden ontwikkelen, wat zij al reeds bezitten, zouden vele zaken anders verlopen en zijn we al veel verder in het geheel. Ik weet dat school voor velen een levenslijn is en is onze toekomst. Nee, school is het afstompen en klaarstomen voor goedkope werknemers in de maatschappij! Op school worden alleen die zaken vrijgegeven waar de maatschappij een antwoord op heeft en vrij wil geven. School is niet dat instituut waar kinderen zich kunnen ontplooien op de manier zoals ze gekomen zijn op deze wereld.

En zo zijn we op een belangrijk punt gekomen waarom wij als mensheid niet verder komen. Inderdaad, ook ik heb scholen bezocht maar zie dat nog steeds als een tekortkoming en een moeten wat door mijn ouders en de maatschappij opgelegd werd.

Als men een baby op zou voeden en hem / haar de kans zou geven zichzelf te ontplooien, hadden we nu theorieën en oplossingen voor vele wereldproblemen. Af en toe schiet iemand omhoog maar die wordt dan snel achter een bureau gezet met een rekenopdracht voor zijn leven. Deze begaafde jonge mensen worden afgezonderd en worden vastgezet in de maatschappij.

Tijdens het schrijven van dit boek kwam op mijn weg een documentaire over de man Semler. Een man die woont en werkt in Brazilië. Hij merkte dat de mensen ontevreden waren op hun werk in zijn fabrieken. Hij veranderde het systeem van werken en maakte daarnaast duidelijk dat je moet beginnen bij de kinderen. Hij heeft een school opgericht waar kinderen kunnen doen wat ze willen en kunnen leren wat ze willen. Dit project is een waar succes en het draait nog. Die kinderen zijn vele malen verder dan hun leeftijdgenootjes wereldwijd. Deze kinderen willen zelf de vele informatie zoeken en uitvinden. Gevolg, een nieuwe generatie kinderen die veel weten van de wereld maar ook van het leven.

Wat heeft dat met ons einde te maken?

Ja, niets! Klopt, of toch wel!
Zijn we misschien niet ons eigen einde aan het versnellen?

Je weet wel, dat stoffelijke einde waar de mens o zo bang voor is. Einde is er niet, maar een stoffelijk einde wel! We kunnen zo onze eigen mensheid beëindigen en zorgen dat we niet meer bestaan. Helaas mensen, al doen we nog zo ons best, einde is niet daar waar men het ziet. Al zou je zeggen dat onze dinosaurussen het einde wel gezien hebben. Weer het zelfde antwoord, ja stoffelijk zijn ze gestopt maar in de totale energie hebben zij bijgedragen en dragen ze nog bij in ons leven.

We zullen eens vanaf moeten om aan alleen stoffelijk te denken. Elk plantje, alles wat nu leeft vergaat weer en komt terug met zijn energie waar het in de energiewereld nodig is. Einde is er alleen als men stoffelijk denkt en alles stoffelijk interpreteert. Het stoffelijke is net zoals de tijd, namelijk het is iets wat men denkt nodig te hebben om door te kunnen gaan in een leven. Waar het ware leven zich mee bezig houdt is de totale energie en we zien dat ook bij de dieren- en plantenwereld. De gehele natuur is bezig met één geheel wat universum heet, en daar vallen wij mensen steeds meer buiten.

Zoals ik al schreef, wij mensen menen meer te zijn, intelligenter en ook menen wij verheven te zijn boven de natuur. Dat maakt juist dat we als mens ons steeds verder isoleren en steeds meer beperkingen opgelegd krijgen. We maken de ingang naar het geheel steeds nauwer en we willen blijkbaar ook die connectie niet meer hebben. Het lijkt wel of het anders te gemakkelijk zou zijn voor ons om hogerop te komen. Dan zouden we misschien als minder beduidend personen in een maatschappij te veel te weten komen.

Waar gaat het om?

Het is duidelijk dat de 'gewone' mens geen extra kwaliteiten tentoon mag stellen. Als een persoon gaat onderzoeken en uitvinden dat er 'meer' is en dingen veel gemakkelijker kunnen, zoals bijvoorbeeld zelfgenezen, dan wordt die persoon al snel geïsoleerd. We doen de screening via scholen en langzaam maar zeker is ook die persoon opgeslokt in het maatschappelijk geheel en bedolven onder formules en nietszeggende technieken. Er wordt alles aangedaan om de mens in een gareel te houden en zeker geen buitensporige zaken opentrekken of daarvan iets bekend maken. Het is een wereldwijd fenomeen wat er heerst de laatste eeuwen. Het fenomeen dat de mens zeker niet mag ontdekken dat de wereld zoals hij nu afgespiegeld wordt, gebaseerd is op valse theorieën.

We deden dat, zoals ik al eerder schreef, bijvoorbeeld met de bewering dat de aarde nog wel eens rond kon zijn. Vele mensen zijn vanwege deze theorie gestorven en veel later konden ze de platte aarde niet meer verdedigen toen er foto's kwamen en bewijzen dat de aarde er wel erg rond uit zag. Met de ronde aarde hebben we ook dat we zien dat alles, en zo ook de aarde, weer één geheel is waar we onbeperkt, zoals onze goudvis in de kom en onze bloedcellen in ons lichaam, rond bewegen. Dat alles zonder einde en zonder begin.

Volgens de allernieuwste wetenschap is nu het bewijs zich aan het openbaren dat onze planeten niet om de zon draaien zoals het alsmaar aangevoerd wordt. Wat blijkt, de zon is in een grote elliptische baan in ons stelsel en de planeten volgen de zon in een spiraalvorm! We moeten het zien als de eeuwige spiraal die we zien bij onze DNA maar die eigenlijk overal terug komt denkende aan 'The golden ratio'. Revolutionair en het zou een bevestiging kunnen zijn dat de oude theorieën klaar zijn om als sprookjesboeken weggezet te worden. We gaan later daar verder nog op in, in dit boek.

Regelmatig wordt er duidelijk bewezen dat alles in alles valt en dat er wanneer je ook uit die wereld vertrekt, je weer in een andere wereld terecht zult komen. Het hoeft niet een perfecte ronde bol te zijn maar die ene punt op het schoolbord is ook al een wereld op zich.

Wat er misschien goed aan zou doen is, als de mens zich eens niet zo oppermachtig opstelt in het geheel. De mens is namelijk maar een bloedcel in een groot geheel. Momenteel wel een bloedcel die een lichaam verlaten heeft en ligt te wachten tot deze opgedroogd wordt door een zon. De mensheid heeft de grote fout begaan om zich buiten alles te plaatsen. Dat deden we in het verleden ook en alsmaar worden we teruggeplaatst.

In het verleden waren we in ieder geval nog meer betrokken bij het geheel en wisten we tot geweldige prestaties te komen door individuele krachten. Nu zijn we slaaf van machines die computers heten, die alles berekenen en dan jou precies vertellen wat wel kan en niet kan. Deze computers, die niets meer zijn dan machines die niets weten van het leven, calculeren wat de mens eens ingebracht heeft en zijn totaal los van het energieveld wat het leven maakt. Een computer met zijn virtuele leven is als een doodgeboren kind wat niet tot leven kon komen en nooit werkelijk iets bij kan dragen aan het totale leven.

Vergis je niet, een computer en de wereld daar omheen gecreëerd is een illusiewereld waarin gewerkt wordt en waar dan alles op draait. Denk even aan het volgende; als we de stekker van de computer uit het stopcontact halen dan hebben we een dood apparaat wat niets kan en ook niets kan bijdragen aan het geheel.

Nu, wat doen we met het menselijk leven?

Sinds lange tijd halen we de stekker, de connectie met het universum, uit onze kinderen en de huidige mens. Wat blijft er over? Een lichaam wat dwaalt over een aardbol niet wetende waar het voor dient!

En op die manier zijn we gekomen aan het einde van de mensheid.

Schiet me een uitspraak te binnen van een bijzonder persoon om me heen.

'Het leven is niet om te leven maar om op aarde te zijn.

Deze uitspaak is een uitspraak die heel veel zegt.

Deel één zegt, 'Het leven is niet om te leven' wat een zware uitspraak is en je gaat denken dat deze persoon een slaaf is van het systeem. Het lijkt wel een gehersenspoeld persoon die elke opdracht uitvoert en verder het leven ziet als een sleur.

Maar dan deel twee; 'maar om op aarde te zijn'. Dan ziet men de ware betekenis van deze zin. Het slaafse van deel één is omgebogen naar niet een slaaf zijn, maar in dienst zijn van het grote geheel. Deze persoon neemt wel deel aan het geheel zoals we het systeem kennen maar staat ver daarboven en is ongrijpbaar door die wereld omdat hij werkt voor een energie die ongekend sterk is.

Deze uitspraak heeft me lang beziggehouden om de juiste context daarvan te zien. Ik kon namelijk deze uitspraak maar niet plaatsen in het geheel totdat ik het zag vanuit de energiewereld. Het is een uitspraak die ik in soms een iets andere vorm nog tegenkom en dan zou je het kunnen vertalen in de volgende zin;

'FEAR is the biggest obstacle in a human life.'

En dan komen we op een van de belangrijkste factoren waar wij mensen mee te maken hebben.

ANGST, over dat woord gaan we nu verder.

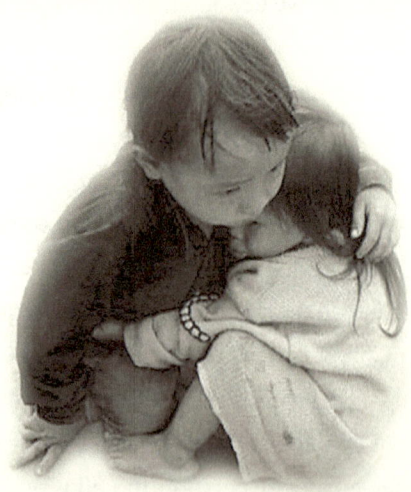

-6- Angst

We slaan onze boeken even open want ik wil toch even de definitie met je delen.

Angst is een fysiologische toestand die gekenmerkt is door lichamelijke, cognitieve, emotionele en gedragscomponenten. Angst kent verschillende gradaties. Voorbeelden van mildere vormen zijn: 'je niet op je gemak voelen', onrust en bezorgdheid. Voorbeelden van meer extreme vormen zijn paniek, de paniekstoornis en de gegeneraliseerde angststoornis.

angst
zelfst.naamw. (m.)
Uitspraak: [aŋst]
Verbuigingen: angst|en (meerv.)

bang gevoel
Voorbeelden: `panische angst`,
`angst voor de dood`,
`angst om te stikken`
Synoniem: vrees
duizend angsten uitstaan (erg bang zijn)
iemand angst aanjagen / inboezemen (iemand bang maken)

'FEAR is the biggest obstacle in a human life.'

Deze zin beschrijft letterlijk alle problemen die wij mensen midden in beland zijn.

- Angst wordt sinds het bestaan van de mens gecreëerd door die mensen die menen bezit te hebben over andermans leven.

-Angst wordt gecreëerd door mensen met de dood te bedreigen als ze een andere denkwijze hebben.

-Angst zie je ook bij ieder persoon als het gaat in hoe ver ze denken te kunnen gaan met hun lichamelijke limieten.

-Angst is wat de mens van dag één al is ingebracht en is perfect beschreven in het verhaal van Adam en Eva en de bewuste appel.

Als kind hoor je vele malen 'pas op anders gebeurt dit of dat'. Heel erg jammer, zeker als je weet dat elk wezen zonder angst op de wereld komt. Dat is gewoon omdat in de energiewereld geen angsten bestaat, laat staan zaken die niet kunnen. Door angst op te leggen, brengt men de mens in een bepaald patroon, rijtje of zelfs in een hokje. Bang dat ze misschien anders zijn of uit het rijtje steken, voeren de mensen blindelings opdrachten uit. En dat ja, was dat toch niet het eerste gedeelte van de bewuste uitspraak die ik te horen kreeg?

'Het leven is niet om te leven'

Is het zo, dat het zo ingeprent is dat men zelfs zover denkt dat men geen recht op een leven heeft?

Je gaat het bijna denken, zeker als je die robotten ziet bij het leger of van welke bendes dan ook. Dat die zonder enig nadenken en zonder enig respect naar de mensheid toe, opdrachten uitvoeren wat een ziekelijke geest hun op draagt.

Angst is wat de mens totaal heeft lamgeslagen en de mens vele energie ontnomen heeft. Natuurlijk hebben we nog wat maatschappelijke buitenbeentjes maar dat is meer om te kijken hoever men durft te gaan en om op te vallen. Ego is dan duidelijk in het spel en men kan zo goed als zeker al die acties plaatsen in de hoek van ego. De mensheid is werkelijk een omhulsel van angst.

Dagelijks worden we overgoten met TV, radio en internet berichten wat er allemaal gebeurt als je even over de lijn stapt. Dagelijks zien we mensen de 'fout' ingaan omdat men zich niet aan regels houdt. Maar dagelijks zien we ook dat er systematisch mensen verdwijnen of vastgezet worden. Die mensen die iets minder angst hebben dan de doorsnee mens. Kunstmatig wordt alles in een angstvorm gezet, tot de vele spelletjes en muziek toe die onze jeugd voorgeschoteld krijgt.

Het is de kracht, wat je kracht noemt, van de huidige maatschappij om mensen zo in het gareel te houden. Het gaat erom dat men als een vrije gevangene precies doet wat men meent te moeten doen, maar het is wel indirect opgelegd door hogerhand. Die hogerhand, zul je zien, stopt bij een politiek of een rechtbank. Doch deze hogerhand staat nog maar onder aan de trap en ook zij zijn pionnen van veel andere krachten. Nu gaan we daar niet verder te diep op in want dat heb ik al vele malen beschreven. Maar wat mij wel interesseerde was, in welk stadium die hoge kracht aanwezig is om ons totaal te beheersen en zelfs op te ruimen.

Nu, sinds 2012 is er iets slims bedacht. De wetten en wereldregels en hun statuten zijn niet meer rechtsgeldig. Alles is verlopen en er is een nieuwe manier verzonnen om de mensen totaal af te stoten. De 'nieuwe regels' zijn maar door enkele landen bekrachtigd en na lang de vele vermoedens gelezen en gehoord te hebben is de 'New World Order' een feit geworden. Het is op een slinkse wijze geïnfiltreerd en zelfs op zogenaamde spirituele en zeer kritische websites tegen het systeem, zijn deze mensen werkzaam. In de muziek en in boeken is het nieuwe systeem al volop gaande en wij mensen zijn slachtoffer van een verschrikkelijk juridische maffia die de wereld en vele landen lam aan het leggen zijn. Mooier nog, sinds kort stelde de Duitse president voor om in geheel Europa Engels als standaard aan te gaan nemen! Waarom? Omdat het 'nieuwe' Engels deze regels bevatten en zo ook geldend gaan worden in Europa.

Dit stuk van het boek is niet om nog meer angst te kweken want we hoeven simpelweg nergens bang voor te zijn. Er zijn bij alle acties tegenacties mogelijk en die zul je later lezen in dit boek. Waarom ik dit even aanhaal is, omdat dit de nieuwste vorm van angst aanmeten is en vele mensen zien het leven daarom dan ook echt niet meer zitten.

Angst is de kracht waarmee een systeem en hun heersers menen een wereld te kunnen bezitten. Aan een van die heersers heb ik een vraag gesteld. Ik vroeg hem of hij de gelezen woorden in het verleden begreep en voelde. Deze man draaide door en hij wist drommels goed dat hij aan de zwakke kant staat van het geheel. Men kan zoveel regels maken, zoveel wetten schrijven maar achter elke regel, elk woord zit een energie / frequentie en die is alleen toe te passen als men daarmee weet te werken.

Rechters kunnen niet hebben als je woorden aanvecht en zeker als je gaat zeggen dat die een andere mening hebben en een ander gevoel voor jou. Dat maakt het gehele juridisch geheel een zwak geheel. Want wetten kunnen geschreven zijn om oordelen vast te leggen maar als deze regels mij zeggen 'je bent een vrij man' dan kun je mij opsluiten maar ik ben en blijf vrij!

Misschien verwarrend maar energie is niet op te sluiten en energie is gewoon simpel in zijn geheel. Men werkt in de energie of men sluit zich af van die energie. Werkt men met die energie dan is alles mogelijk en ligt die energiewereld open voor je. Je hebt een geheel universum waar je mee kunt werken. Als men zich afsluit van het universum, waar blijkbaar ruim 99% van de mensen zich niet in bevinden, sluit men zich op in een sterfelijk lichaam en kan men zich hooguit gedragen als een gevangene van dat lichaam.

Door iemand angst in te praten (negatieve frequenties) is zijn lichaam snel een prooi en gemakkelijk te bezitten door anderen. Door het lichaam los te koppelen van de angst kan de andere persoon geen vat hebben op jouw lichaam. Schiet me dood dan sterft mijn lichaam maar mijn energie zal verder gaan. Met dat gegeven sta je ver boven alle aardse wetten en regels. Dat wil niet zeggen dat men geen respect moet hebben voor het geheel. Men kan schoppen tegen alles wat voor jou negatieve energie is maar de belangrijkste regel is wel dat je het via je hart en ziel doet, zonder enige wraak of vergelding. Die pure energie zal je dan de weg wijzen in die situatie waar je, je dan in bevindt.

Angst, waar zou je bang voor moeten zijn?

Het ergste wat er lichamelijk (aards) kan gebeuren is dat je dit lichaam verliest. Nou wat, er zijn ontelbare manieren om door te gaan in welke vorm dan ook en dan is jouw tegenpartij al lang de weg kwijt.

Je wilt je lichaam niet verliezen?

Dan hebben we een probleem. Volgens de regels van de energie is je lichaam een tijdelijke omhulsel om mee te werken. Elk lichaam wat je ziet is een energie die zich alsmaar laat zien waar het nodig is. Dat gegeven is niet angstig noch moeilijk want geloof me, alles is al vastgelegd hoe men zijn best ook doet om dat te veranderen.

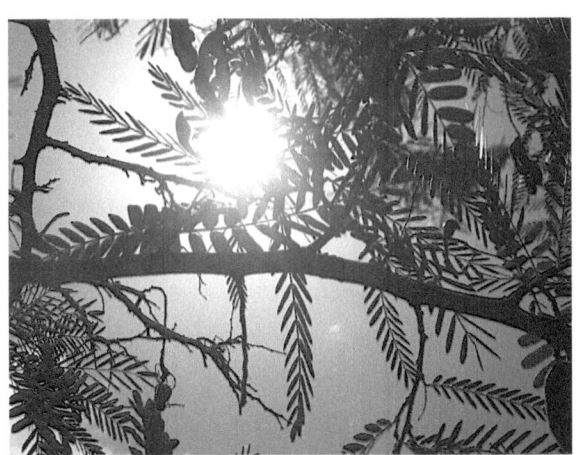

-7- Het niets

Zoals de leraar al vertelde, een punt, lijn en een vierkant is 'niets'. Mooier nog, 96% om ons heen heeft door ons de kwalificatie opgelegd gekregen zijnde 'niets'. Als dat een leraar / professor zegt en het ook nog weet te brengen zodat hij in de huidige tijd nog gelijk heeft, dan kun je wel nagaan dat het goed mis is met de mensheid. Net zoals de indianen de schepen niet zagen, ziet de oude wetenschap niet wat er werkelijk aan de hand is. Omdat ze niet meer weten waar ze naar moeten kijken en alleen vanuit gaan van wat ze zien in cijfers of in beelden. Kortom het moet zichtbaar zijn en dan ook nog te berekenen en verklaarbaar zijn.

Nu hebben we over tijd gehad, wat dus een menselijke benaming en beperking is. Door het invoeren van de tijd hebben we een begin en een einde dat ook al niet bestaat. Zo zijn we aangekomen in het 'niets' wat dan weer gezegd wordt dat er een iets is. Een niets is er dus en zo wordt alles wat onverklaarbaar is in het 96% niets gedumpt. Lekker gemakkelijk want, wat doen we met een geval waarvan we weten dat we die niet kunnen verklaren met onze huidige wetenschap? We zetten ook deze in een niets en zo hebben we het afgedaan als zijnde onbelangrijk en niets toe doende in een geheel. Nu is 'niets' dus de vuilnisbak van vele zaken en kun je onderhand wel begrijpen dat er veel in dat 'niets' moet zitten.

Niets zou de kern kunnen zijn van alles. Het 'niets' lijkt steeds meer op de bron van alles. Wat ook niet geheel waar is omdat de bron de volle 100% is. Zo is het 96% 'niets' samen met 4% 'iets' de bron van het geheel. We gooien dus alles wat we niet kunnen verklaren terug in de bron van het leven. Zoals men weet is 'niets' niet iets wat leeg is, maar juist overladen is met meer energie dan het 'iets' wat wij zien en weten aan te pakken. Bij berekeningen die gemaakt zijn heeft het 'niets' een dichtheid van een getal met 93 nullen! (ja we kijken niet op een nulletje). De grootste vaste massa die we kennen en ook erkennen vertegenwoordigt een getal met 53 nullen! Als 'niets' dus leeg zou zijn hoe komen we dan aan die 93 nullen? 'Niets' heeft een veel grotere energiedichtheid dan onze dichtste massa die we kennen! Het 'niets' heeft dus meer in zich dan bijvoorbeeld het lichaam waarin we leven of dat ene neutron of dat ene spikkeltje van een neurometer maar ook heeft het 'niets' meer massa dan een geheel sterrenstelsel.

Zo zijn wetenschappers eindeloos aan het dwalen en aan het berekenen wat, waar en hoe zaken in elkaar zitten. Helaas spelen hun eigen berekeningen een zeer grote rol in de dwalingen die ontstaan zijn in de wetenschap. Want hoe kan 'niets' meer zijn dan het 'iets'? Lijkt me een simpele vraag en die zeker een simpel antwoord moet kunnen omvatten. Nu, het antwoord is dat die mensen die beweren dat niets meer is dan iets, gewoon niet weten waarover ze praten. Klaar, probleem opgelost en niets blijft niets. Maar dan hebben we een van onze knapste koppen op aarde en dat is heer Hawking die het volgende zegt. Hij heeft het universum verklaard in een van zijn boeken. Eerst begint hij te zeggen; 'Wetenschap is de waarheid openleggen'. Nu die wetenschapper moet ik nog vinden. Dan komt zijn meest opmerkelijke uitspraak:

'Energie is materie'!

Nu kan ik me daar veel bij voorstellen maar met al mijn zaken die ik beheers in de energiewereld, heb ik nog nooit één deeltje energie gezien in een vaste vorm. We hebben heer Masaru Emoto die een levenswerk gemaakt heeft om bijvoorbeeld water bloot te stellen aan positieve en negatieve energie. Als men deze naam in typt zal men verwonderd staan wat heavy metal muziek doet met water. Vergis je niet, wij zijn grotendeels gemaakt van water (afhankelijk van leeftijd, ongeveer 70%) net zoals vele levensvormen op deze planeet.

Dan kom ik terug op dat energie materie is. Dan denk ik dat heer Hawking even wat mis ziet want materie is juist een deeltje van de energie. Misschien lag zijn berekening even op zijn kop toen hij deze uitspraak deed! Alles wat we om ons heen zien is als materie zijnde terug te brengen en te ontleden in de wereld van de energie. Het is de energie die het object creëert en samenstelt.

Daarnaast is het een belangrijk gegeven dat de omgeving en zijn energie bepalen wat en hoe het object er uit gaat zien. Dat is een belangrijk punt en zien we overal in de natuur voorkomen. Een plant in de bergen heeft zijn structuur aangepast aan die omstandigheden en dat zien we ook bij het water of diverse vloeistoffen waar heer Emoto mee aan de slag is gegaan. Dus de stelling moet zijn:

Materie is energie

Maar... geen maar, gewoon terug naar het iets / niets. We gaan door met het kijken waarom 'niets', iets is en hoe het komt dat alles weer ingesloten is door een groter geheel. Dat ene celletje dat een gehele wereld om zich heen heeft, en dat weer deel uitmaakt van een groter geheel wat dan uiteindelijk bijvoorbeeld een lichaam om zich heen heeft. En zo alsmaar omgeven wordt totdat we het niet meer kunnen begrijpen. Dat, omdat we beland zijn in het getal met vele nullen en de berekeningen veelal van tijd afhankelijk zijn, verklaart dat al het niets een duidelijk geheel is. En als het 'niets' een duidelijk 'iets' is, is dat omdat de wereld, in de wereld, in de wereld in de wereld, alsmaar opduikt.

Hologram weet je nog?

We gaan steeds dieper naar het kleine en we gaan steeds verder weg naar het oneindige grootte van het geheel. We praten zelfs nu al over een 'multiversum'. Dat moet betekenen dat er meerdere universums zijn. Vergetende dat we in een hologram zitten waar kopie op kopie gaande is. Alsmaar komen we weer een andere wereld tegen. Een nieuwe wereld achter die ene wereld. Lichtsnelheid is niet het absolute als men tijd zou herzien. Maar ook een einde van een getal bestaat niet. Dat allemaal terwijl onze gehele schepping zo feilloos is.

We kunnen duidelijk stellen dat de vele menselijke berekeningen gedaan worden via formules die niet passen in het perfectionisme wat het gehele universum is. Waarom zou de natuur juist daar steken in laten vallen? Waarom zijn we zo koppig dat we menen dat onze berekeningen de juiste zijn terwijl we alsmaar stoten op een niet bestaand einde en een niet bestaand begin? Dat alles weer bijeengehouden door een zogenaamd 'niets'.

Komen we even terug op die mensen die blijven menen dat 'iets' meer is dan 'niets'. Die mensen die dat beweren, maken de wetenschap belachelijk, want het gaat dan om onverklaarbare formules of onverklaarbare constructies in het geheel die niet te plaatsen zijn in het iets. Ze praten dan ook over die collega's die anders beweren, dat ze 'niet goed bij zijn hoofd zijn' of wordt die persoon 'in twijfel' getrokken. Toch we zien veelal, soms honderden jaren later, dat juist in die nieuwe theorieën waarheden verscholen zitten. Het zijn veelal mensen die hun tijd voor zijn, mensen die lak hebben aan het opleggen van menselijke tijd en beperkingen.

Als men gaat denken vanuit het 'niets' zou er 'niets' te bedenken zijn volgens velen. Niets is niets, toch? Nu, als het niets dan toch iets is, zoals we al gezien hebben, heeft het niets een 2 maal dichtere massa dan het iets. Hoe zou dat dan kunnen? Praten we nog niet over een heelal wat wij als onmetelijk groot zien en waar vele stelsels rond zoemen in een niets. Het kan niet zo zijn dat al die stelsels in een niets zijn. Want, wat is het dan dat hen juist allemaal precies op een plaats houdt en dat ze met grote precisie naar elkaar toe gaan of elkaar afstoten? Als er een niets was, zouden er alsmaar botsingen zijn en zouden we alsmaar in een oorlog zitten van op elkaar stuiterende systemen. Het zou een ongecontroleerde chaos zijn. Juist dat gebeurt niet en zelfs de meteoren en de vele deeltjes gaan, in een vrijwel precieze afstand van elkaar de ruimte in en hebben hun taak op dat moment. Natuurlijk zijn er wel eens aanvaringen en vallen meteoren of kleinere stenen op de diverse lichamen maar dan is die energie nodig voor een volgende stap.

Kijk simpel hoe onze hersenen werken. Dan is dat deel actief dan wordt dat deel weer gekoppeld aan dat. Zo gaan de hersenen verder en verder om de mens te voeden met energie die hij op dat ene moment nodig heeft. Als we onze hersenen als een blauwdruk leggen op het universum zie je dezelfde structuren, handelswijze en vorm van energie. Onze hersenen zijn een blauwdruk en dat is op alle plaatsen om ons heen weer terug te vinden.

Het komen en gaan heeft een reden. In de wereld waar dit gebeurt, en dat is ook onze wereld, heb je een actie nodig om bepaalde reacties weer uit te lokken en aan te wakkeren. Door een botsing met bijvoorbeeld een meteoor, komt het geraakte lichaam wat uit de baan die hij volgde. Daardoor komen er andere energieën vrij en zal er weer andere reacties volgen die nodig zijn in het complete geheel. Deze reactie is dan weer de aanleiding om zaken te veranderen en energieën op te wekken die nodig is voor het totaal, dat weer deze energie nodig heeft om alles voort te zetten wat wij leven noemen.

Even gaan we terug naar een simpel voorbeeld.

Leven is het uitlokken van een reactie op actie en aanpakken wat dan los komt en daar gaan we dan mee aan het werk. Wij doen dat als mens elke moment van de dag. We starten ons menselijk leven en beginnen onze weg te vormen van ons leven. We doen dit wel en dat niet. Op school weiger je zaken te doen en je krijgt straf. Maar dan doe je een zaak wel goed uitvoeren en word je beloond met een hoog punt. Zo lokken we de ene na de andere reactie uit. Het ene kind loopt mee zoals de maatschappij het wil, de andere schopt tegen alles wat de maatschappij is. En wat krijg je dan? 7,065,132,867 levens met ruim 7 miljard wegen. Allemaal op deze aarde met een eigen pad te bewandelen! Nu praten we over mensen en praten we nog niet over de andere elementen en wezens op deze aardbol.

Nu gaan we even verder want ook onze aarde heeft zijn eigen leven in ons stelsel en ons stelsel weer in ons heelal en zo kunnen we weer eindeloos doorgaan en zullen we als denkende mens op een dood punt belanden. Het punt wat we niet meer kunnen pakken en wel alsmaar verleggen maar die dan toch weer, keer op keer opduikt.

Met ons menselijk denken belanden we dus duidelijk via onze berekeningen en gedachtes alsmaar op een dood punt. Maar in het heelal, waar geen dode punten zijn en alles een geheel is, zullen we juist zien dat die ene nee van een mens op deze aarde gevolgen heeft op een systeem, voor menselijk denken miljarden lichtjaren verderop. Zie het als dat je hersenen jou een impuls geven en je een weg laten gaan. Hersenen werken met energie / frequenties en hersenen zijn de ontvangers van energie / frequenties en zijn gekoppeld aan de gehele energie. Vergeet niet, onze hersenen zijn de architectuur van alles wat we om ons heen creëren maar ook zien en menen te zien.

Laat dit even op je inwerken wat we hier stellen.

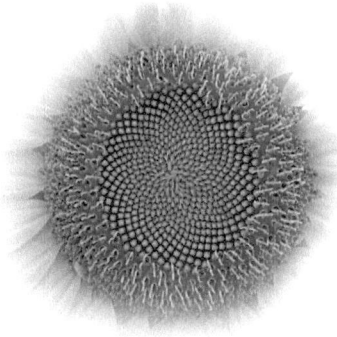

-8- Nul 0

Nul is niets. Nul is nul! Doch als het zo was, waarom staat dan de nul in onze maatschappij dan voor zoveel zaken? Laten we even onze geleerden aan het woord die voor alles wel een verklaring hebben.

- *0 als cijfer*

Het cijfer 0 (nul) wordt gebruikt in getalsystemen waarin de positie van het cijfer zijn waarde aan duidt. Zo komt in het getal 10 het cijfer 0 overeen met 0 eenheden. In het getal 2033, komt de 0 overeen met 0 honderdtallen. De nul is dus van belang voor de waardeaanduidingen van de overige cijfers in het getal.

- Geschiedenis

Het gebruik van een soort nul in deze positie werd al toegepast door de Babyloniërs rond 450 v.Chr. Zij duidden een lege plaats in een rij met cijfers aan met twee wiggen. Zij kenden het getal nul echter niet. De oudst bekende tekst die een decimaal positiestelsel gebruikte, inclusief de nul, is een Jaïn tekst uit India genaamd Lokavibhaaga, uit 458 n.Chr. Deze tekst gebruikt Sanskriet numerieke woorden als cijfers, met het Sanskriet woord voor leegte voor nul. Het eerst bekende gebruik van een speciale glief (teken) voor decimale cijfers die een onbetwijfelbare voor het symbool van het cijfer nul, een kleine cirkel, is, is te vinden op een stenen inscriptie gevonden bij de Chaturbhuja Temple in Gwalior in India, daterend uit 876 v.Chr. Er zijn vele documenten op koperen platen gevonden, met een kleine o, maar de authenticiteit hiervan wordt betwijfeld. Via Arabische invloeden kwam het cijfer nul ook terecht in de westerse wiskunde. Ons woord "cijfer" is afkomstig van het Arabische sifr, dat "nul" betekent.

- *0 als getal*

Natuurlijke getallen — Gehele getallen	
Informatie	
Cardinaal	0
nul	
Ordinaal	0e
nulde	
Priemfactoren	geen
Delers	0
Binair	0
Octaal	0
Duodecimaal	0
Hexadecimaal	0

Het getal nul, aangeduid met het cijfer 0, duidt aan dat er geen voorwerpen zijn. Het natuurlijke getal 0 wordt gevolgd door het getal 1.

Het woord nul vindt zijn oorsprong in het Latijnse nullus (geen).

- *Nul is een hoofdtelwoord.*

Het getal nul is niet hetzelfde als het nul-element, maar speelt in sommige gevallen wel de rol daarvan.

Het getal 0 wordt bijvoorbeeld in België beschouwd als zowel positief als negatief, in Nederland als niet positief en niet negatief.

Nul is een ander getal dan alle andere getallen: vermenigvuldigen met nul geeft altijd nul; delen door nul is niet toegestaan en ook allerlei andere rekenkundige bewerkingen zijn niet gedefinieerd voor het getal 0.

Om het cijfer 0 en de letter o te onderscheiden, wordt in het cijfer 0 soms een punt of schuin streepje gezet. Vooral in de computerwereld ten tijde van MS-DOS kwam dit vaak voor. De variant met het streepje lijkt op de letter Ø, maar het streepje komt niet buiten de ronde vorm. In de praktijk gebeurt dit vaak, foutief, toch. Een nadeel is dat deze notatie op zijn beurt kan worden verward met het symbool voor de lege verzameling uit de verzamelingenleer, voor de klinker Ø of voor het teken dat de doorsnede aangeeft.

- In de wiskunde

- In sommige axiomatische benaderingen van de wiskunde vanuit de verzamelingenleer wordt nul gedefinieerd als de kardinaliteit (aantal elementen) van de lege verzameling.

- In de meetkunde is de dimensie van een punt gelijk aan 0.

Hieronder een aantal basisregels die handelen over het gebruik van het getal nul. Deze regels gelden voor elk complex getal x, tenzij anders vermeld.

- Nul in de natuurwetenschappen

- De RGB-code 0,0,0 resulteert in zwart
- De CMYK-code 0,0,0,0 resulteert in wit

- In de natuurkunde komt de waarde nul veel voor. Bijvoorbeeld bij de temperatuurschaal in graden Celsius is nul de temperatuur van smeltend ijs. Het nulpunt van de temperatuurschaal Kelvin is het absolute nulpunt. Vrijwel alle natuurkundige grootheden kunnen de waarde nul aannemen, sommige kwantummechanische grootheden echter niet, zoals de nulpuntsenergie.

- In de RGB-kleurcodering komt de waarde 0,0,0 overeen met de kleur zwart omdat elk van de drie kleuren 0% licht uitzendt.

- In de CMYK-kleurcodering komt de waarde 0,0,0,0 overeen met wit, omdat van elk van de vier kleuren 0% op het witte papier wordt gedrukt.

- In de kleurcode voor elektronicacomponenten wordt 0 aangeduid met de kleur zwart.

- In de kleurcodering in de bibliotheek wordt de 0 door de letter A op een wit vlak gerepresenteerd.

- In scenariostudies betekent de nul-situatie de huidige situatie, of de situatie zonder verdere ingrepen (vgl. de nulmeting).

- In de aanduiding van tijd is nul uur (of nul uur nul) het tijdstip midden in de nacht, dat overigens ook met twaalf uur of 24.00 uur wordt aangeduid; het is het begin van een nieuw etmaal.

- In de geneeskunde staat 0 voor een veel voorkomende bloedgroep.

- Het werkwoord nullen wordt gebruikt voor het op nul zetten van sommige meetapparatuur, bijvoorbeeld om dit te ijken

- In de informatica kiest men als laagste index vaak 0.

- 0 is in de Booleaanse algebra de representatie van het tegenovergestelde van 1. 1 en 0 vormen daarin de enige twee mogelijkheden waarin een signaal zich kan bevinden.

- <u>Nul in de Nederlandse taal</u>

Hiëroglief van de Maya's voor nul uit het jaar 36 v.Chr.. Dit is het eerste geregistreerde zelfstandige gebruik van het getal nul.

In de Nederlandse taal wordt gesproken van één appel, twee appels, drie appels enz. Er wordt ook gesproken over nul appels en niet over nul appel. Na een hoofdtelwoord wordt een zelfstandig naamwoord altijd als meervoud uitgedrukt. Niet nul is dus de uitzondering, maar het getal een. In een breukgetal wordt echter ook het enkelvoud gebruikt... hij heeft dus anderhalve appel.

- *In de spreek- en schrijftaal wordt een persoon soms als een (echte) "nul" beschreven. Bedoeld wordt dan een nutteloos, onbeduidend of overbodig persoon, iemand zonder talenten.*
- *Iets kan van nul en generlei waarde, dus de moeite niet waard, zijn.*
- *Hij heeft nul op het rekest gekregen, op zijn verzoek werd niet ingegaan of hij kreeg een negatief antwoord.*
- *Je verstand op nul zetten, iets niet begrijpen en besluiten er verder dan ook maar niet over na te denken.*
- *Verstand op nul, blik op oneindig, een variant op bovenstaande.*
- *Dit dateert echt uit het jaar nul, dit is bijzonder ouderwets.*
- *Nul komma nul, echt helemaal niets.*
- *Een nul of nuldejaars is iemand die deelneemt aan de introductie- of kennismakingsweek of ontgroening van een universiteit of studentenvereniging; zie novitius.*

- *<u>Nul als optie</u>*

Een nuloptie is de keuze van een aantal van nul, bijvoorbeeld:

- *geen coffeeshops in de gemeente*
- *geen prostitutiebedrijven in de gemeente (zie Wet regulering prostitutie en bestrijding misstanden seksbranche)*
- *geen kernwapens in het land*

Soms wordt ook de term nulbeleid gebruikt.

Een feitelijk nulbeleid is geen formeel nulbeleid maar een beleid waarbij er zodanige voorwaarden worden gesteld dat vestiging in de praktijk onmogelijk is.

- Trivia

- In een mechanische of elektrische telmachine, kan de nul in het rood of in het zwart worden afgedrukt. De uitkomst van −10 + 10 is −0 (negatief) in het rood. Trekt men van +10 echter 10 af, dan wordt een zwarte nul (positief) afgedrukt.
- Als het getal 0 wordt omgedraaid blijft het een 0.

- Nul als punt

Een nulpunt of nulwaarde van een functie (of afbeelding) is een punt waar de functiewaarde gelijk is aan nul. Dus x is een nulpunt van de functie f, als f(x)=0. Een functie kan 0, 1 of willekeurig veel nulpunten hebben.

Een nulpunt van een functie is een snij- of raakpunt van de grafiek van de functie met de x-as.

Veel praktische problemen in de wiskunde kunnen herleid worden tot het zoeken van een of meer nulpunten van een functie. Daartoe zijn technieken ontwikkeld, die uiteenlopen van potlood en papier tot numerieke benaderingen door een computerprogramma. Voorbeelden van dergelijke algoritmes zijn de methode van Newton-Raphson, de halveringsmethode en regula falsi.

Zo hebben we wel de wetenschappelijke verklaringen op een rijtje voor je gebracht met de nodige verklaringen, uitleg en bedenkingen om het getal nul.

Nu ben ik je ook nog even de verklaring schuldig over het woord 'niets' wat veelal ook gekoppeld is aan ons getal 0. Daarom deze verklaring meteen hierbij.

Verklaring van het woord 'NIETS'

Het bestaan van een niets, in de fysische betekenis van een absolute leegheid, de afwezigheid van enige materie, is lang een onderwerp van discussie geweest.

- *Natuurkunde*

Tot ver na de Middeleeuwen dacht men dat de natuur een afkeer had van een niets en dit "niets" altijd weer opvulde. Dit staat ook wel bekend onder het begrip horror vacui.

Naarmate het inzicht vorderde leek het erop dat een vacuüm wel degelijk kan bestaan en dat de ruimte tussen de sterren vrijwel leeg was. Tussen de individuele gasatomen zou er niets zijn.

De komst van de kwantummechanica heeft dat beeld echter weer doorbroken. Een elementair begrip uit de kwantummechanica is het onzekerheidsprincipe van Heisenberg. Dit stelt dat van een deeltje nooit de energie en positie tegelijk precies bekend kan zijn. Dit betekent ook dat de energie van het vacuüm niet nul kan zijn, met andere woorden, er kan altijd een deeltje aanwezig zijn. Uit het niets ontstaan spontaan deeltjes en deze vernietigen elkaar weer, zie virtueel deeltje.

Uit experimenten is het bestaan van deze vacuümenergie inderdaad aangetoond. Het lijkt er op dat het absolute niets niet bestaat, in ieder geval niet in ons heelal. Of er 'daarbuiten' niets bestaat is een vraag voor filosofen en metafysici, daar kan de wetenschap (nog) geen uitspraak over doen. Een voorbeeld van een dergelijke filosofische beschouwing gaat als volgt. Het feit dat hier en nu iets bestaat is een argument om de mogelijkheid van een absoluut niets uit te sluiten. Zelfs indien men een toestand onderstelt van de meest absolute fysische leegheid, waarin geen tijd, geen energie en geen ruimte bestaan - dus minder nog dan de singulariteit die aan de oorsprong van de big bang lag - toch zou men het bestaan van zuiver abstracte wetten en wiskundige principes moeten aanvaarden, zonder volgens de welke nooit iets zou zijn kunnen ontstaan. In die optiek is bijvoorbeeld de wiskunde in haar abstractie onafhankelijk van het bestaan van wat dan ook.

- <u>Mythologie</u>

De meeste mythologische scheppingsverhalen beginnen met 'een absoluut niets'. In de Noordse mythologie heet dit bijvoorbeeld Ginnungagap of gapende leegte, en in de Griekse mythologie wordt het niets Chaos genoemd.

- <u>Nederlands</u>

Niets wordt in het Nederlands vaak met een paradox, of schijn-paradox gebruikt. Er wordt hevig gediscussieerd over een paradox met het woord 'niets' erin, omdat experts van mening zijn dat het tegenover-gestelde van 'niets' 'iets' is, en niet 'alles'.

- <u>Andere betekenissen</u>

Naast de natuurkundige betekenis van het niets kan men met het woord ook iets anders bedoelen.

- In de wiskunde duidt men het niets aan met de lege verzameling en het getal nul.
- In het boeddhisme bestaat er een vorm van meditatie die de basis van nietsheid genoemd wordt. Bij deze meditatie richt

men de aandacht op het concept van 'niets'. Deze meditatie
is de zevende van de acht jhanas.
- De filosofie van Nagarjuna is gecentreerd rond dit
concept sunyata, het niets.

Zo, nu zijn we helemaal bij wat betreft het getal 0 en wat ook 'niets' in kan houden. Bij dit alles valt een zaak op en dat wordt aangehaald in een van de allerlaatste verklaringen om en rond dit cijfer. Ik citeer; 'Bij deze meditatie richt men de aandacht op het concept van 'niets'. Het niets is hier duidelijk iets! En is zeker belangrijk in het Boeddhisme waar het zelfs plaats 7 heeft in de 8 jhanas die er zijn in hun meditatie. Het nietsheid is een meditatie wat gaat in het niets en daar vinden zij hun rust, hun weg en hun antwoorden. Ja, in het niets merkt men dat er krachten liggen die hoger zijn dan de menselijke krachten en hun daaraan gekoppelde gedachtes.

Komen we op de verklaring van jhanas. Deze verklaring gaat diep in, in het woord 'niets' en verklaart het zelfs in een van hun meditaties.

Jhāna (Pali) verwijst in het Theravadaboeddhisme naar de acht meditatiestadia die frequent door Gautama Boeddha onderwezen werden en waar veel vermeldingen naar worden gemaakt in het Pali Canon. In het Pali is het woord jhāna afgeleid van jhayati, wat denken of mediteren betekent. De jhanas zijn de hoogste vorm van samadhi (Pali voor mentale concentratie).

De jhānas zijn in het boeddhisme niet het uiteindelijke doel van de boeddhistische praktijk, maar wel een zeer belangrijke tussenstap, of middel, naar het uiteindelijke doel van Nirvana. Het bereiken van de jhānas wordt beschouwd als een bovenmenselijke prestatie, en kan ook leiden tot een versnelde toegang of hogere kunde in de zes bovennatuurlijke krachten.

De term jhāna wordt in het Sanskriet vertaald als dhyana, en heeft daar ook de betekenis van mediteren. Alhoewel deze twee begrippen dus op elkaar lijken, zijn er significante verschillen in de theoretische uitwerking en feitelijke praktijk van jhāna en dhyana.

- De acht Jhānas

Er zijn acht jhānas:

- In de eerste jhāna zijn alle vijf jhāna-factoren aanwezig. De jhāna-factoren van vitakka en vicara domineren.
- De tweede jhāna is hoger dan de eerste en wordt bereikt door de jhāna factoren vitakka en vicara achter te laten of te verlaten. Het voornaamste kenmerk van de tweede jhāna is piti of vreugde.
- Voor het bereiken van de derde jhāna moet men de vreugde van de tweede jhāna achterlaten. Het voornaamste kenmerk van de derde jhāna is sukha of geluk.
- Voor het bereiken van de vierde jhāna moet men het geluk van de derde jhāna achterlaten. Het voornaamste kenmerk van de vierde jhana is ekaggata: eenheid van geest, wat leidt tot een ervaring van grote vredigheid.
- de basis van onbegrensde ruimte wordt bereikt door na het bereiken van de vierde jhāna het concept van onbegrensde ruimte als meditatie-object te nemen.
- de basis van onbegrensd bewustzijn wordt bereikt door na het bereiken van de basis van onbegrensde ruimte het concept van onbegrensd bewustzijn als meditatie-object te nemen.
- de basis van nietsheid wordt bereikt door na het bereiken van de basis van onbegrensd bewustzijn het concept van 'niets' als meditatie-object te nemen.

- de basis van noch-perceptie-noch-geen-perceptie wordt
bereikt door na het bereiken van de basis van nietsheid
het concept van 'noch-perceptie-noch-geen-perceptie'
als meditatie-object te nemen.

Ondanks dat ik deze meditatie nooit gedaan heb in de vorm hierboven beschreven, maar wel diverse zaken er over gelezen heb, meen ik dat het frappant is dat het 'niets' zo belangrijk kan zijn in een wereld die alleen maar om 'iets' draait! Laten we eerlijk zijn. Alles in deze maatschappij moet verklaard worden en moet een reden of een uitleg hebben, veelal beschreven in zware rapporten / publicaties met even zo zware formules die dan ook nog eens beaamd worden door collega's en ander hooggeplaatste mensen in deze maatschappij. En dan zie je een simpele meditatie die zegt dat het belangrijkste punt het nietsheid ('niets zijn') is! We praten hier over een meditatie die al ouder is dan alles wat wetenschap is op deze aarde.

Dat 'niets' is dus duidelijk 'iets'!

Maar we gaan even naar de nullen kijken bij onze wetenschappers. Nu maken de wetenschappers er een potje van want ze houden rond het getal nul duidelijk een slag om de arm wat de betekenis inhoudt. Dan is de nul een tiental, honderdtal, duizendtal en ga zo maar door wat het vertegenwoordigt! Dan is de nul iets dan weer niets! Goed, met al onze getallen (let wel afkomstig uit tijd) blijkt dat men er alsmaar een betekenis aan geeft zoals het men uitkomt. Zo zijn we wel eens een lichtjaar verder en dan weer enkele nullen klein onder een microscoop.

We kijken niet op een nulletje en dat komt omdat we zeker geen vast en duidelijk beeld hebben wat de 0 (nul) is! Kan ook niet als het de ene keer een lichtjaar (9.460.730.472.580.800 meter) vertegenwoordigt en de andere keer 'niets' is. Dan gaan we even kijken naar als men stelt dat ons heelal een doorsnede heeft van 46.000.000.000 lichtjaar. Dan zet je dat wel aan het denken, dat we wel even wat smijten met nullen en getallen!

In het begin van het boek hadden we het over de vastheid van de massa (getal met 53 nullen). Deze is duidelijk minder dan de vastheid van het niets wat het heelal is, zoals we tenminste aannemen (getal met 93 nullen). Hier zien we duidelijk dat het niets, meer omvat dan het iets. Zo kunnen we concluderen dat wij mensen maar erg weinig zien van wat zich in het niets bevindt. We gooien met vele nullen en vele getallen en die zijn niet meer uitspreekbaar. En zo proberen we de tekortkomingen van de mensen en hun wetenschappers te verbergen. Het complex maken van eenvoudige zaken is waar de huidige wetenschap zich mee bezig houdt.

Nu ben ik zelf al heel lang bezig met het niets en wat dan opvalt zijn enkele simpele dingen.
- Het 'niets' is de wereld waar juist veel in te vinden is.
- Het 'niets' is een wereld met onbeperkte mogelijkheden.
- Het 'niets' kent geen ziektes, pijnen.
- Het 'niets' kent geen verschillen.
- Het 'niets' kent geen tijd.
- Het 'niets' is onbeperkt, kent geen grenzen en kent geen afstanden.

Dit zijn enkele opmerkelijke zaken als men met het niets bezig is. Je weet wel dat 'niets' dat een massa heeft van 93 nullen (000.000.00 0.000.000.000.000.000.000.000.000.000.000.000.000.000.000.000.0 00.000.000.000.000.000.000.000.000.000.000) Lijkt dit getal je nog geloofwaardig?

Door in het niets te zijn zoals men het via meditatie kan doen zoals in het Theravadaboeddhisme, merkt men dat er geen grenzen zijn, geen beperkingen en dat die 0 (nul / niets) belangrijk is in het geheel. Die nul die nog meer krachten heeft dan welk symbool dan ook.

De nul is als een getal een geweldig voorbeeld dat er oneindigheid bestaat. Door zijn vorm is hij uniek en laat de huidige mens zien dat er meer is. 0 is de cirkel van het leven.

-9- De cirkel

We gaan toch even verder met het getal 0. De nul van 'niets' en het getal wat een mystiek is in de gehele getallenreeks. Net zoals het alfabet de O heeft, staat in de getallenreeks de 0 (nul) centraal. Ook in onze moderne computerwereld is de 0 (nul) niet weg te denken. Laat staan in onze visuele wereld waar op vele plaatjes de cirkel zoals de nul 0 en de O (oo) genoemd / getoond worden. De cirkel / ovaal* achtervolgt ons overal en de cirkel / ovaal* zie je terugkomen bij vele symbolen als het over oneindigheid gaat.

Uit de beschrijving die we op pagina 34 hebben gelezen is de ovaal een uitgerekte cirkel. Vandaar dat ik het ook in dit hoofdstuk mee laat gaan.

Die cirkel is het mysterie in het leven van de mens. We doen alsmaar onze best om het mysterie rond en om de cirkel, wat de O en 0 is, te ontcijferen en te begrijpen maar hoe kunnen we dat begrijpen als we het niet willen zien en zelfs in de schoolbanken ons zaken opgelegd worden die compleet tegen de regels zijn van Moeder Natuur.

Laten we even de zaken op een rijtje zetten;

We raadplegen eerst onze experts die de volgende verklaring ten toon stellen:

- *Cirkel*

Een cirkel is in de meetkunde een tweedimensionale figuur die wordt gevormd door alle punten die dezelfde afstand tot een bepaald punt hebben. Dit punt, in de figuur aangegeven met m, heet het middelpunt van de cirkel. De constante afstand heet de straal en wordt in de figuur aangegeven met r. Een cirkel is de meetkundige plaats van alle punten in één vlak die op een constante afstand (de straal) van een vast middelpunt liggen.

Soms wordt, om de maat van een cirkel aan te duiden, in plaats van de straal de diameter gebruikt (d in de figuur). De diameter is de grootste afstand tussen twee punten van de cirkel, en exact tweemaal zo groot als de straal.

Soms wordt met de cirkel niet de kromme bedoeld, maar de verzameling van alle punten op en binnen die kromme. Wiskundig gezien is dat onjuist; alle punten binnen een cirkel vormen een schijf.

Een lijnstuk waarvan de grenspunten op de cirkel liggen, noemen we een koorde. Elke koorde die door het middelpunt van de cirkel gaat, is een middellijn van die cirkel. De lengte van de middellijn is de diameter.

De wiskundige vergelijking voor de punten (x,y) (coördinaat) in een 2-dimensionaal assenstelsel, die een cirkel vormen met middelpunt (x0,y0) en straal r is:

$$(x - x_0)^2 + (y - y_0)^2 = r^2,$$

Als het middelpunt van de cirkel de oorsprong is, dan vereenvoudigt zich dit tot:

$$x^2 + y^2 = r^2,$$

Als nu de straal van deze cirkel 1 is, spreekt men van de eenheidscirkel:

$$x^2 + y^2 = 1,$$

Of, in poolcoördinaten, de parametervoorstelling (parameter is ϕ):

$$x = x_0 + r \cos(\phi),$$
$$y = y_0 + r \sin(\phi).$$

De totale omtrek O van een cirkel, de lengte van de kromme, is:

$$O = 2\pi r = \pi d,$$

met pi, geschreven als π , een wiskundige constante (bij bena-
dering 3,14), r de straal van de cirkel en d de diameter.

De totale oppervlakte A van de cirkelschijf is:

$$A = \pi r^2 = \tfrac{1}{4}\pi d^2$$

De cirkel is de figuur met de grootste oppervlakte-omtrek ver-
houding: zij vormt het grootste oppervlak dat men kan omvatten met een
gegeven lengte.

Erg knap om het zo complex mogelijk te omschrijven en dat voor een cirkeltje.

We hadden het net over de cirkel en Moeder Natuur, over het leven van een plant en dier maar ook dat van de mens. Dan praten we nog niet over het complete universum dat het geheel omvat! Het leven is een cirkel en elk mens creëert een eigen wereld en een eigen cirkel om zijn leven. Nu zijn we beland bij de essentie van het leven. Laten we een menselijk leven nemen. Kan overigens ook een dierlijk of plantaardig leven zijn.

- Hij creëert een eigen wereld.
- In die eigen wereld leeft hij zijn leven.
- Werkt met de energie die, in zijn omgeving, zijn wereld is.
- Het leven eindigt, leven en cirkel verdwijnen en energie
  wordt opgenomen in het geheel.

Dit is een summier overzicht van welk leven dan ook wat er bestaat. Zelfs in andere werelden, universums of welk stelsels dan ook is er deze gang van leven. Ik heb het al eens beschreven in het boek 'Het energieniale leven' en de daarna later uitgekomen boeken, 'Dood is dood' en 'Zelfgenezing'. Boeken die aangeven dat men zelf de wereld om zich heen opbouwt maar ook zelf kan bepalen hoe jouw wereld er uit zal zien. Het creëren van een wereld gaat over van mens naar mens maar ook van plant naar plant en dier naar dier. De gehele natuur en alles wat ermee samenhangt is daarbij betrokken. Zelfs dat ene zandkorreltje kan een hele woestijn veranderen.

Het creëren van een wereld wordt werkelijkheid na het komen op deze aarde bij de eerste stap. Doch wij mensen menen in meerdere dimensies te moeten leven wat momenteel vrij veel gebeurt. Daarnaast leven we nog een leven gecreëerd door computer en zijn techniek. De virtuele computerwereld heeft naast een eerst gecreëerde virtuele wereld zijn intrede gedaan, en mensen zwalken tussen deze verschillende werelden. Dat maakt dat de mens nu veelal niet meer actief bezig is in zijn werkelijke leven.

Wat erger is, is dat nu al bij kinderen op zeer jonge leeftijd de virtuele werelden hun leven overnemen van de energiewereld. Zeer jonge kinderen en baby's weten niet meer wat hun leven werkelijk inhoudt en ze gaan zelfs hangen aan de wereld van 'punten', 'likes' en 'dislikes' maar ook aan de virtuele maatschappij. Zelfs virtuele steden, huizen en levens kunnen gestart worden en is er, al geruime tijd virtueel geld. Dat, buiten het ongedekte geld in onze maatschappelijke wereld. Met dat alles dwalen we af van ons leven, onze cirkel en onze energie die we moeten bijdragen aan het geheel.

We spenderen veel energie in werelden die niet bestaan. Doch, zodra de stroom uit valt, valt deze virtuele wereld weg! Weg wereld en dan merkt men dat men in een onbekende en ongemakkelijke energie terecht is gekomen. Mensen lijken onderhand aan verslaving nummer één ten onder te gaan; Elektroverslaving met de daaraan gekoppelde frequenties. En dat maakt dat we lege wezens worden zonder energieniale inhoud.

Nu we onze eigen virtuele werelden gecreëerd hebben en de nodige energieën verzameld hebben om een leven te starten, is het de energie die bepaalt waar en wat er gaat komen in ons menselijk leven. De een heeft een hard leven te verwerken, de ander heeft weer een ziek leven te gaan.

Zaken zoals jij het zelf bepaalt en al vanaf het begin zelf hebt ingedeeld. Het creëren van een eigen wereld is taak nummer één van je start in een leven. Dat daarbij dus ook nog gekozen wordt voor een schijnwereld / een virtueel leven is waar de mensheid op dood zal lopen.

Even voor alle duidelijkheid een beknopt samenvatting

Een kind komt op aarde en zou een 'menselijk energie leven' moeten gaan starten. Doch na enkele weken wordt deze al in virtuele wereld nummer 1 geduwd wat we aanduiden als zijnde 'de maatschappij'. Later zal er een 2de illusiewereld opduiken en dat is de 'wereld van de techniek'. Computers en andere elektronica creëren een illusie in een illusie.

Zoals men nu veelal in virtuele levens bezig is met 'punten' en 'likes' zo was men vroeger bezig in een wereld met energie die men naargelang men inzet, het mogelijk maakte om connectie te maken met de grote energieniale kracht. In de wereld die je zelf maakt en bewandelt merk je dat er zaken zijn die voor jou onoverkomelijk zijn en voor een ander een peulenschilletje. Dat komt omdat niet iedereen de juiste energie aansnijdt om bepaalde zaken aan te pakken. Zie het als dat de ene persoon zich goed voelt in een rode wagen en de andere in een blauwe wagen. Dat de ene blij is met een 2 kamerwoning en de ander een flatgebouw moet hebben als huis om in te leven.

De kracht die we in het verleden hadden, is sterk teruggedrongen door toedoen van ons zelf. We vertrouwen op de techniek maar ook klampen we ons vast aan de maatschappij. Beide zijn virtuele werelden. Onze hersenen zijn zo gespoeld dat we op techniek en gekoppelde maatschappij moeten vertrouwen. Het zuivere denken is op scholen afgeleerd. Het werken via 'gevoel' is een taboe in het moderne levenspatroon. En zo dwalen we af naar de tijd der slaven en het collectief denken dat ons opgelegd wordt door de 'grotere' op aarde, wie men ook aanneemt welke mensen dat zijn.

De eigen ontwikkelde energie is nihil en de kracht van de mens is duidelijk aan het verzwakken. Dat is wat ik eens schreef, namelijk dat ik vele 'energiedode' mensen om me heen zie. Mensen die zelf niets meer toe in staat zijn, wezens doelloos bezig met zichzelf, dwalend in vreemde werelden, vastklampend aan een of ander technisch apparaat, ontwikkeld vanuit de maatschappij die zegt wanneer en hoe te ademen en op welke tijd.

We dwalen af van de wereld van zelfsupporting energie en dan zien we dat er weinig mensen daar nog toe in staat zijn. Het is triest te weten dat mensen gedegradeerd zijn naar lager dan welke vorm dan ook in het universum. Ondanks dat, denkt men juist nu dat men zo goed en intellectueel bezig is, samen met de wetenschappers die nu juist tentoonstellen, in hun formules en lange cijferreeksen, dat ze zeer veel te kort schieten.

Mensen met werkelijke kennis worden veelal geweerd, verstoten of als afval gedumpt. Meestal zijn zij juist degenen die weten te werken met pure energie die komt vanuit hun gevoel en de ingevingen die daaraan samenhangen. Wat we laatst zagen; Een 15 jarige student vond een methode uit om kanker te testen wat nog geen 3 cent kost! Daar sta je dan als wetenschapper achter je miljoenen dollar machines! Maar deze jongen zal verdwijnen of zo vastgepind worden dat hij de rest van zijn leven geen boe of bah kan zeggen.

In de ware energiewereld kan men niet wachten op meneertje tijd of op de juiste plaats waar zaken besproken kunnen worden. In de energiewereld is er een wet en dat is de wet van 'nu'. 'Nu' doen wat er 'nu' ingegeven wordt. Het is de juiste weg om verder te komen. Men houdt ons voor dat, dat niet past in grote bedrijven, winkels of de gehele maatschappij. Maar het wil zeggen dat we op een dood spoor bezig zijn.

Al zien we hierin al verandering op enkele plaatsen zoals dus in Brazilië. Men denkt dat de bedrijven niet zullen draaien als niets georganiseerd is. Er zal dan volgens hen alleen maar chaos bestaan. Het zal hen verbazen wat zogenaamde chaos teweeg kan brengen. Chaos kan een gecontroleerde energie zijn die precies aangeeft wat en waar er nodig is op dat moment.

Het zou niet meer in te denken zijn als er geen bazen meer waren, geen klokken en geen regels. De wereld zou vergaan! Nee, de wereld zal niet vergaan. Alleen die mensen die geen eigen energie meer hebben zouden buiten de boot vallen maar een compleet universum draait gewoon op de impulsen die nu uitgegeven worden. Zonder klok, zonder baas en zonder wetten en regels. Wij mensen leven op onze manier nu enkele duizenden jaren terwijl het universum volgens aardse berekeningen al miljarden jaren draait en het meest perfecte systeem blijkt te zijn.

Veel menselijk handelen is momenteel onnodig. 98% van de mens is bezig met handelingen die in het nu nergens toe bijdragen. Niet aan de wereld en mensheid laat staan aan het universum. Leven met berekeningen volgens tijd en wetten is een levenswijze die nutteloos is en werkelijk een dood spoor is die men bewandelt. Ook dat dood spoor kan men terugvinden in de wereld van een cirkel. Want als men een cirkel zou bewandelen en alsmaar alleen dezelfde energie zou pakken wat daar in rond draait, zal men snel van herhaling op herhaling stuiten! Die herhaling wordt nog weleens omschreven als zijnde dat we ons bevinden in een hologram. Heel veel mensen hebben dat 'hologram idee' omdat ze niet openstaan voor de totale energie en op die manier aangewezen zijn op dat kleine beetje wat ze vergaard hebben in die tijd dat ze hun wereldje aan het vormen waren.

Een cirkel is de prikkel (frequentie) wat achter elk leven zit. Het is een vreemd gevoel als men beseft dat men bijvoorbeeld in een luchtbel zou wonen. Zie de wereld als een luchtbel die geen contact kan maken met de buitenwereld. Een luchtbel is te doorbreken. De bel (het iets) wordt weer een deel van de watermassa. Maar daarnaast wordt de lucht wederom gekoppeld (het niets in die bel), met de lucht wat om die bel aanwezig is. Zo is een cirkel geen symbool wat op zichzelf staat maar zich als een geheel om ons bevindt. Het is een iets en een niets tegelijk gekoppeld in één wereld.

Het lijkt allemaal gecompliceerd te worden want de ene keer schrijf ik over een alleenstaande nul, dan weer over een gesloten cirkel. Dat alles zonder begin zonder einde en dan weer een geheel met alles. De cirkel, spiraal, nul of de letter O, is zo mooi en zo mystiek. Het laat ons duidelijk zien waar we staan. Maar daarentegen laat het ons ook merken wat we aan het doen zijn. Kortom de O, de cirkel is het antwoord op alles.

Hebben we wel door waar de cirkel, de O, de nul voor staat?

We haalden het al even eerder aan waarom we overal dit teken tegenkomen. Ergens kunnen we als mens geen afscheid nemen van dit symbool, omdat vanuit ons binnenste verteld wordt dat het wel ons enige houvast is naar het grote geheel toe. Wat het grote geheel dan ook mag zijn en waar wij als mensen steeds verder vanaf dwalen. Het symbool van de cirkel is de kracht van het leven. Alles is gekoppeld aan elkaar en alles is één. Wat duidelijk is, is dat de mens nog steeds een duidelijke band heeft met dit symbool. De 0 (nul) en de o (oo) komen overal in voor maar het wordt ook dagelijks vele malen gebruikt. De cirkel, die beide voorstellen, is overal nog duidelijk diepgeworteld in ons. Dat kan ook niet anders omdat de cirkel wel aan geeft waar onze oorsprong ligt.

Is het in de cirkel of juist buiten de cirkel
of ... is het juist het geheel wat ons leven bepaalt?
Of is het een spiraal?

We hebben nu al enkele malen duidelijk gemaakt dat in de energiewereld geen binnen, buiten, ver of dichtbij is. Klinkt raar en is in de huidige manier van denken even moeilijk te bevatten. Maar ga eens even terug naar je eigen leven. We hebben een leven in ons lichaam maar hebben ook werelden gecreëerd buiten ons lichaam. Met dat innerlijke leven, beleven we het leven om ons heen. Maar buiten die beleving is er een totaal geheel waar wij allemaal aan zouden moeten bijdragen met onze energie. Dat is sterk afhankelijk in welke vorm je, je buitenwereld hebt gevormd en of je het wel überhaupt gevormd hebt. Want vele levens worden geleefd om een ik-persoon, carrière of zorgen dat een gezinnetje te eten heeft en een zogenaamde toekomst gaat krijgen in het geheel.

Alles draait om een klein deel van die cirkel en veel verder komen we niet meer, helaas. Het werken en denken naar het universeel geheel toe is niet toegestaan daar we anders teveel overzien wat en waar we in verzeild zijn geraakt. We zien dan dat we al onze energie verspelen, zoals ik al eerder schreef, aan die virtuele werelden. Die virtuele werelden die het systeem goed uitkomt want weinig bemoeienissen met het aardse geheel maakt een koning snel tot een goddelijk persoon.

De cirkel die oneindig is, maar dan zal zeker de vraag oprijzen, maar een vierkant, zeshoek, 40 hoek is ook oneindig. Dan kan ik alleen zeggen; ja, dat is zo als men de lijn alsmaar blijft volgen. Maar bij deze symbolen van binnenuit gezien, worden we altijd even naar een andere hoek gestuurd. Zo worden wij bewust die kant gestuurd. Vanuit de buitenkant gezien, worden we uit het geheel geslingerd de ruimte in.

Onze driehoek is het mooiste voorbeeld van de huidige maatschappij. Met zijn drie vlakken is hij van binnenuit een sterk bepalend geheel. Aan de buitenkant worden we letterlijk in het niets afgevuurd, er vanuit gaande dat, dat het niets is. Dat maakt de piramide en de daaraan gekoppelde driehoek de 'verrader' in vele mythologieën en vele zaken waar we nu nog aan vast zitten. Deze piramides zijn niets meer en niets minder de tekenen van de onkunde van de mens. Dat deze in bepaalde verbanden staan, komt omdat de mens vroeger veel verder was dan in de huidige tijd. Als mens konden we reizen zo ver we wilden. Er waren geen getallen die ons beperkten. Er was nog geen wetenschap die alles ontkende en tegenwerkte.

Nu zul je wel een glimlach op je gezicht hebben maar verschillende bewijzen zijn voorhanden. De exacte berekeningen. De bepalingen van vele oude gebouwen. De complexiteit van kalenders en hun berekeningen wat en waar zaken gaan gebeuren. Zo zijn vele zaken al voor onze technologisch tijdperk aangetoond en bewezen. Veel knowhow is verloren gegaan daar de mens de kracht misbruikte en daardoor zijn er vele grote beschavingen werkelijk geheel verdwenen van de aarde. Bij misbruiken van de energieniale kracht is altijd de mens die daar aan het kortste einde zal trekken.

Het aanhalen van de Anunnaki en het in verband brengen ervan met de mens, is een gevolg van dat wij als mens vele evoluties hebben meegemaakt. We hebben als mens niet altijd zo uitgezien en we zijn, zoals al bepaald is door wetenschappers, met onze DNA (spiraal) voor 80% afkomstig van de Anunnaki's. Zou het niet kunnen zijn dat we allemaal samen hebben geleefd en dat het een overheersend volk was en dat zij zich als 'goden' gedroegen? Ook dat zien we nu bij onze heren boven aan de top, die zich verheven voelen boven ons en zelfs andere energieën tentoonstellen dan de doorsnee mens. Wat als meerdere beschavingen hier samen met ons leven, werken en aanwezig zijn? Nu bestempelen we hen als 'buitenaardse wezens' wat ook mogelijk is. Maar wat blijkt? Wij bezitten ook het DNA van die wat men noemt, buitenlandse wezens!

Even een tussenwoord

Ik noemde zojuist bij het DNA en bij de kop van dit hoofdstuk het woord 'spiraal'. Dat heb ik bewust gedaan omdat in de nieuwe wetenschap, maar ook in de nieuwe kennis van de oneindige energie, de spiraal zo dadelijk besproken gaat worden. We zien dan dat we de cirkel maar ook de nul en de O (oo) als een plat vlak hebben gezien, maar nog niet als zijnde meerdere dimensies.

Alles is toch één energie en alles heeft te maken met frequenties en elementen waarmee de energie werkt. Zo maakt het dat wij als aardse mens misschien qua uiterlijk anders er uit zien maar qua opbouw (energie) veel hebben van wat er om ons heen aanwezig is.

Op dit moment hebben we vele technieken ontwikkeld en het enige wat we ermee doen is ons zelf vernietigen. We zien in deze periode wederom dat we niet weten met bepaalde krachten om te gaan. We zien dan dat vreemde zaken gebeuren maar ook dat we weer alles, wat we opgedaan hebben aan kennis, verliezen. De mens is eigenwijs en leerd nog niet veel van het verleden. Het is weer zo, dat de mens zijn verworven krachten aan het misbruiken is. Het zal dan ook niet lang meer duren of ook deze beschaving zal grotendeels verdwijnen. We gooien het alsmaar op natuur-krachten maar de werkelijke kracht is de totale energie die momenteel in disbalans is op onze aarde.

Dat cirkeltje met een gewist geheugen, gewiste kennis en gewist verleden. Want wat we ook vissen in het verleden, als we de kennis en het gevoel niet bezitten, zullen we niet begrijpen waarover geschreven / uitge-beeld is. We zullen de essentie niet begrijpen noch weten ermee te werken. We kijken alsmaar over zaken heen als zijnde niet interessant. We zoeken te ver, te diep en we vallen van hologramplaatje 1 naar hologramplaatje 34,926. Het verleden is het heden en als we niet weten volgens de kracht van de energie te zien en t e handelen, zullen zaken alsmaar onzeker en onstabiel zijn. Net zoals onze tijd die niet klopt. Onze vele nullen zijn er enkel omdat we niet weten in wat voor vorm we zaken moeten uitdrukken. Alles is in het complexe getrokken omdat we leven, werken en handelen in een virtuele wereld.

Wat kunnen we doen als we weten wat mogelijk is met een cirkel, O of een nul?

Voordat ik daar op in ga, wil ik een ander fenomeen belichten; Het niets!

-10- Leegte

Definitie:

leeg•te (de; v)
lege ruimte: de leegte in zijn hart onvoldaanheid
(meervoud: leegten, leegtes) lege plek

de leegte
zelfst.naamw. (v.)
Uitspraak: ['lextə]
Verbuigingen: leegte|s, leegte|n (meerv.)

plaats waar niets is
Voorbeeld: `een leegte opvullen`
Synoniemen: leemte, gat
een leegte achterlaten   (gemist worden)

Leegte
de leegte zelfst.naamw. (v.) Uitspraak: ['lextə] Verbuigingen:
leegte|s, leegte|n (meerv.) plaats waar niets is Voorbeeld:`een
leegte opvullen`Synoniemen: leemte, gat een leegte achter-
laten (gemist worden) ...

Leegte
Leegte is de afwezigheid van al het andere. Binnen verschil-
lende religies en in de fysica wordt deze term specifiek
gebruikt. == Mythologie == In verschillende oude mytholo-
gieën wordt het begrip leegte aangewend om het begin van
de kosmische wereld aan te geven. Zo spreekt de oude
Noordse mythologie die voor het christendom in de noorde-
lijke helft

LEEGTE

1) Een grote onvoldaanheid 2) Een grote onvoldaanheid (crypt.)
3) Gat 4) Gemis 5) Glop 6) Gaping 7) Hiaat 8) Holle ruimte
9) Holte 10) Het niet gevuld zijn 11) Het niet-gevuld zijn
12) Het niet-vol zijn 13) IJdelheid 14) Inhoudsloosheid
15) IJlte 16) Ledigheid 17) Leemte 18) Leegheid
19) Ledige ruimte 20) Loze ruimte 21) Lacune 22) Lege ruimte 23)

Ik wil beginnen met deze uitspraak;

First time in life scientist are agree;
"The universe is almost empty".
Our world is almost empty and
so we can work with all that "empty space"!
So let we start and change the negative energy.

Verder zien we bij de vele definities hierboven, dat leegte dus simpel niets is en dat er zelfs 23 definities in een puzzelwoordenboek staan over dat simpel woordje. Men komt er werkelijk niet uit en er wordt weldegelijk van de ene verklaring naar de andere overgegaan. Met dit woordje zien we duidelijk dat de huidige wereld niets weet te doen met onze leegte. Een leegte die wel dubbel zo intens is en dubbel meer gevuld is dan onze zichtbare ruimtes.

Zolang als deze tegenstrijdigheden gaande zijn, kunnen velen niet de weg vinden naar de energie die achter dit geheel zit. Dat lijkt juist de bedoeling van de huidige maatschappij die gebaseerd is op leugens en ons probeert af te leiden van de ware kennis door ons te overladen met onzinnige informatie, met feesten, muziek en sporten.

Dat bleek toen ik in februari 2013 onze lokale autoriteiten in de persoon van heer Hodge (minister president), Heer Wiels (huidige leider),

Heer Schotte (oppositie) en enkele personen die nauw betrokken zijn bij de absolute top van het eiland, een brief schreef over de grote veranderingen die gebeurd zijn in het einde van het jaar 2012. Statuut, wetten , copyrights en contracten zijn al ruim één jaar niet meer geldig wereldwijd. Ik maakte hen er op attent dat één persoon per direct al deze mensen af kan laten zetten en zelfs op kan laten sluiten!

Weinig personen reageerden, alles werd doodgezwegen. Het was wereldwijd duidelijk dat Amerika bijvoorbeeld al niet meer bestond en dat er een nieuwe constitutie was geschreven. Hawaï, China, Australië en Engeland zijn ook naarstig hun zaken aan het regelen want de wet is er niet meer en de overeenkomsten zijn vervallen. Wij mogen het niet weten maar de wereld heeft een zeer grote turn gemaakt in het jaar 2012. Iedereen werd met valse informatie overdonderd dat er oorlogen en natuurrampen zouden komen maar wat er werkelijk gebeurde, en dat is bevestigd door twee zeer hoog geplaatste internationale masons, dat de wereld en zijn contracten niet meer bestaan in de oude vorm. Amerika heet 'Verenigd Amerika' en daar zit Canada en Mexico bij ingesloten. Bij de bloedbanden met Engeland (net zoals Nederland) zijn er nieuwe overeenkomsten geschreven.

Onze lokale leiders reageerden niet. Het was net zoals in het woord 'niets'. We zien of horen toch niets dus er is niets aan de hand. Het niets (geen reactie) is dus duidelijk iets, en deze iets wordt gezien in de maatschappij als zijnde niets. Wat kan men met 'niets' of 'leegte' doen als men er niet mee weet te werken?

Hoe naïef kan men de mensen houden?

Ondertussen is er veel gaande in deze tijd. Wereldleiders verdwijnen van het toneel. Koningin Beatrix en Paus Benedict XVI stopten zonder duidelijke redenen en men ziet dat grote zakenlui maar ook oude politici zich totaal terugtrekken van het toneel. Het is echt niet een toeval en er zullen nog meer verrassingen komen. De ommedraai is in een versneld tempo gaande en voor men het weet is alles op zijn plaats zoals het draaiboek al aangaf.

Zoals ik al eerder aanhaalde, verklaarde dus de Duitse president Joachim Gauck dat men in Europa meer Engels moest gaan praten. Het is niet vreemd als men weet wat er hier achter zit. De nieuwe 'Syntax Grammar' is in het bezit van één man, een 92 graads mason en die is drukdoende de wereld op zijn kop te zetten. We gaan later hier verder op in.

Gaan we even verder van het 'niets' / 'leegte'
naar ons totaal universum

Het universum is grotendeels opgebouwd uit, wat wij mensen menen, 'niets', 'leegte'. We zien het 'niets' niet alleen tussen de planetenstelsels en het gehele universum. Maar we zien het niets ook tussen jou en mij, in ons lichaam maar ook in de kleinste deeltjes die we nu zien door onze microscopen. Tussen alles is een 'niets' en wat we zien en wat we herkennen, begeeft zich in een niets. Hoe ver we in het universum ook kijken en hoe diep we met de microscoop ook gaan, het niets heeft altijd het overwicht in wat we waarnemen.

Maar in het 'niets' zien we dat er zeer veel gaande is. We gaan daarom nu naar de andere kant van de menselijke wereld en laten zien waar we werkelijk mee bezig zijn. We gaan dan zien dat er weldegelijk veel gaande is in dat 'niets'. Ik wil beginnen met dit stukje wat op internet opdook en ik helaas de herkomst niet van kon achterhalen.

- *Electra onze ziekmaker*

Met elektroallergie of elektrosensitiviteit wordt een overgevoeligheid voor elektromagnetische straling bedoeld. Er wordt meestal een onderscheid gemaakt tussen hoogfrequente radiostraling zoals gebruikt wordt bij radars, mobiele telefoons, microgolven en laagfrequente stra-

ling die door gloeilampen en hoogspanningsleidingen worden uitgezon-
den. Als verzamelnaam voor deze straling wordt wel de term elektrosmog
gehanteerd die een analogie suggereert met schadelijke luchtvervuiling.

De medische wetenschap ziet elektroallergie als een psycho-
somatische aandoening. Natuurwetenschappelijk kan niet verklaard
worden hoe de relatief geringe energie in de straling dergelijke effecten
zou kunnen veroorzaken.

Omdat elektroallergie een psychosomatische aandoening is,
is het niet te behandelen of te genezen met medicijnen. Het leven voor
andere elektroallergische personen kan alleen draaglijk worden indien
ze hun leefomgeving 'opschonen', dat wil zeggen het verwijderen van
de elektrische apparatuur die de overgevoeligheid veroorzaakt of het
gebruik van afschermmiddelen.

De aan elektroallergie toegeschreven symptomen variëren
van jeuk, duizeligheid en hoofdpijn tot huiduitslag, vermoeidheid en
slapeloosheid. Elektroallergie zou ook samenhangen met meervoudige
chemische overgevoeligheid (MCS). Het mogelijke mechanisme voor het
ontstaan van deze aandoening is klassieke conditionering.

De Raad van Europa stelt in een rapport uit 2011 dat kinderen
door elektromagnetische golven uit wifi en mobiele telefoons mogelijk
worden blootgesteld aan gezondheidsrisico's, ook wanneer het gaat om
stralingsniveaus die onder de huidige drempels liggen. De Raad pleit
daarom voor een aantal veiligheidsmaatregelen tot er meer sluitend
onderzoek is rond de gevaren van gsm- en wifistralen en pleit om deze
reden voor een verbod op mobiele telefoons, wifinetwerken en DECT-
telefoons in klaslokalen. Verder moet er onderzoek komen naar veiligere
antennes en telefoons, en moet duidelijk worden aangegeven wanneer
een toestel elektromagnetische straling uitzendt en wat de gezondheids-
risico's daarvan kunnen zijn.

Na dit gelezen te hebben, is duidelijk dat er in het 'niets' veel afspeelt. We praten hier dan alleen nog maar over 'elektriciteit' en dan hebben we het nog niet over de vele frequenties, stralingen van onder andere telefoons, maar ook wat er in onze lucht afspeelt die we inademen. Maar buiten dat alles weten we ook nog niet wat er in dat zogenaamde 'lege gedeelte' van het universum afspeelt. We concentreerden ons altijd op het tastbare en wat te berekenen viel. We durfden ons niet in te laten over alles wat we tegen kwamen in het niets, laat staan dat we gingen kijken wat er werkelijk gaande is in dat zelfde niets. We zeggen dan ook, dat men zich bewust afsloot van wat men niet kende en niet wilde kennen.

Ik schreef al eerder in dit boek dat de massa van het 'niets' bijna het dubbele is van het 'iets' wat we wel zien, wel voelen en wel herkennen als zijnde iets. Dat zette me aan het denken want 'zien' wij het, als eenvoudig wezen wat de mens is, misschien verkeerd? Wat als het 'niets' veel machtiger is en misschien wel meerdere sporen van leven heeft dan dat wij vermoeden.

Het is mooi te weten dat het steeds duidelijker gaat worden dat er in het 'niets' veel meer gaande is dan wat wij in het 'iets' zien en meemaken. Een voorbeeld; Lang geleden lanceerde ik deze gedachte:

'Thoughts can change the structure of water.
What can thoughts do with our body,
our body made of over 70% of water?'

We zagen dat Dr. Masaru Emoto diverse filmpjes maar ook vele foto's de wereld in heeft gestuurd over wat emoties en simpele boodschappen naar water toe, het water kunnen veranderen. Door simpel goed of kwaad te denken over het water, oftewel positieve of negatieve boodschappen naar helder bronwater te sturen, veranderde de structuur van het water wat hij dan op de gevoelige plaat vast legde. Water veranderde door een gedachte maar ook door diverse golven die uitgezonden werden door de mens. Het water veranderde ook door een negatieve boodschap in de vorm van een geschreven boodschap geplakt op het flesje zuiver water. Dus zelfs het geschrevene wat ook een energie is, veranderde een structuur.

Zo komen we weer op het 'niets'. Want bij een paar geschreven woorden op een briefje, wat letters zijn vastgezet op een papiertje, reageerde het water ook. Buiten dat, reageerde het water ook nog eens op negatieve gedachten. Geluidsgolven maar ook frequenties waren ook een bron waar men zag dat het water zich aanpaste. Tussen de fles water en de gedachte zat niets volgens menselijke begrippen en wetten.

Hetzelfde hebben we gezien met verschillende potjes rijst waar dagen lang positieve en negatieve energie naar gestuurd werd. De negatief gebombardeerde rijst bedierf. De rijst die positief benaderd werd was na veel maanden nog gewoon te eten.

In het 'niets' is duidelijk wat gaande. We zien dat het 'niets' over-laden is aan energie wat we ook frequenties kunnen noemen. Daarnaast heeft het bijna de dubbele massa ten opzichte van materie en is tot vele zaken toe in staat, als men de juiste energie weet aan te spreken. Een ding is mij, in mijn onderzoeken naar het 'niets', duidelijk geworden. En dat is, dat juist het niets veel meer bevat dan het iets! Wij mensen denken te leven van de zaken die we zien en tastbaar zijn om ons heen.

Maar wat zien we werkelijk?
Wat speelt er werkelijk af om ons heen?

-11- Het zien

Definitie van het 'zien'. Gaan we er even websites en boeken over raadplegen.

zien: werkw.
Uitspraak: [zin]
Verbuigingen: zag (verl.tijd enkelv.)
Verbuigingen: heeft gezien (volt.deelw.) Toon alle vervoegingen

1) waarnemen met je ogen
Voorbeelden: `een bril nodig hebben, omdat je minder goed gaat zien`,
`een programma gezien hebben op tv`
Synoniem: kijken
het voor gezien houden (weggaan)
Ik zie je! (<afscheidsgroet>) Synoniem: tot ziens
Mij niet gezien! (<dit zeg je als je iets echt niet wilt>)
We zien wel. (we wachten maar af)
iets zien in... (verwachtingen hebben van (iets of iemand))
`Wat ziet hij toch in dat meisje?`

zien (werkwoord; zag, heeft gezien)
het gezichtsvermogen hebben
waarnemen met het oog: (er is) niets (van) te zien; na twee jaar voorzitter te zijn geweest, had hij het wel gezien had hij er genoeg van; dat ziet de directeur (niet) graag vindt hij (niet) aangenaam; mij niet gezien daar begin ik niet aan overleggen, oordelen: we zullen eens zien
(+ te) proberen, moeite doen: ik zal het zien te krijgen
een bep. beeld vertonen: het zag er zwart van de mensen was er zeer druk
(+ als) beschouwen: hij wordt gezien als een groot schrijver

We gaan even verder met het opzoeken van het woordje 'Zien'.

Zien is het waarnemen van beelden. Zien kan hierbij duiden op het direct waarnemen van beelden uit de fysieke werkelijkheid met het gezichtsvermogen, maar ook op het indirect waarnemen van mentale beelden: denken of dromen. Het woord zien is afkomstig van het proto-Indo-Europees Chi. In het Latijn is daar scientia van afgeleid terwijl van het proto-Indo-Europees Ved (weten) het Latijnse woord voor zien komt: videre (en video).

Het directe ruimtelijk zien van beelden berust op het zien met beide ogen tegelijk. Door de afstand tussen beide ogen kunnen we diepte waarnemen. Zie Stereoscopie.

Via de pupil komen de beelden van buitenaf omgekeerd op het netvlies terecht, maar de hersenen zetten dit om in wat wij een normaal beeld noemen. (vergelijkbaar met het negatief in een camera).

Kijken is een bewuste en aandachtige vorm van direct zien. Dat wil zeggen dat de kijker weet wat hij ziet. Hij kan wat hij ziet zowel objectief als subjectief benoemen. Het gezegde: "Kijk, als je tekent zie je meer" geeft in dit verband duidelijk het verschil aan tussen 'kijken' en 'zien'.

Ook onbewust direct zien is mogelijk. Dit treedt bijvoorbeeld op als een geoefend autorijder na een tijdje plotseling bemerkt dat hij onbewust een stuk is opgeschoten, zonder dat hij zich bewust was van de door hem waargenomen beelden van de afgelegde weg.

Het perifere zichtsveld is de zone buiten het centrale zichtsveld van het oog.

Nu stap ik meteen naar deze definitie; 'direct waarnemen van beelden uit de fysieke werkelijkheid met het gezichtsvermogen, maar ook op het indirect waarnemen van mentale beelden'. Waar ook nog eens verder dit werd aangehaald; 'Ook onbewust direct zien is mogelijk'.

Men kan hier alle kanten mee op en zelfs naar de kant van het zien. Maar het laatste gedeelte van de eerste zin is interessanter en wordt ook aangehaald in zin twee. Hier wordt meer gedoeld op dromen en beelden die niet tastbaar zijn. Er werd dan ook meteen de woorden 'denken' en 'dromen' gebruikt om dit te verklaren. De definitie van 'zien' van een ander woordenboek was veel voorzichtiger en bleef puur op het 'zien' van materie en de vaste vorm die daaraan vast zit.

Toch zie je dan weer dat er alsmaar middenwegen gezocht worden en dat de ene verklaring de ander tegenwerkt of voorzichtiger aanpakt. Met het woordje 'zien' zien we dat heel goed en ben ik blij dat er de mogelijkheid bestaat in deze periode van ons leven, om verschillende informaties te winnen, buiten wat de vele organisaties ons geven. Omdat vele organisaties bewust ons een kant proberen te laten denken. Dat heb je met de vastgeroeste bedrijven en organisaties, die menen werkelijk de mens in hun handpalm te hebben.

We gaan zeker nog verder op in, in de zwakheden en de manieren om deze zwakheden aan te pakken. Grote bedrijven en hun politiek evenals de zogenaamde leiders en hun 'systeem', hebben verschillende zwakheden waar ze geen antwoord op weten. Het klinkt vreemd want alles is beschreven en vastgelegd in wetten en regels, maar toch zijn ze erg bang dat de gewone bevolking deze kracht door gaat krijgen.

Dit alles komt, omdat ze er alles aan doen om het woord 'zien' te omschrijven als een woord wat alleen op materie kan slaan. Terwijl zij zelf al zeer veel jaren proberen in sektes, geheime of duistere organisaties en leger dit 'zien' te ontrafelen.

Zo worden mensen van wie men weet dat ze de kracht meester zijn, voor zogenaamd onderzoek opgepakt en onderzocht. Kelders vol aan informatie heeft men en dat, van baby's tot zeer oudere toe onder de bevolking die al hun kennis tentoonstelden en waarbij alles mooi beschreven werd en uitgezocht. De kennis is er, de woorden zijn er en de bewijzen zijn er ook. Dat zien zij zelf ook en het is ook meerdere malen vastgelegd.

Wat zien we?

Er wordt weer een programma opgestart en er worden miljarden in deze projecten gepompt. Na verloop van tijd is wat ze met hun eigen ogen gezien hebben, een flop geworden. Want wat blijkt, er missen nog wel wat oerdeeltjes in het geheel. Zaken die 'simpel' gedaan werden door de begaafde mensen en ook simpel werden verklaard, bleken niet zo 'simpel' te zijn. Iets werkt alsmaar tegen. Zelfs met al de knowhow die men heeft van wezens die niet direct van onze aarde zijn, weet men niet werkelijk om te gaan. De vorderingen gaan langzaam en zelfs veelal tergend doodlopend naar alle hoeken van het project. Weer een kennis waar men niet mee weet om te gaan en waar men het niet toe laat om mee te werken.

Wat missen ze?

Simpel en dat is wat ik ook heer Miller schreef; u mist het gevoel en de energie achter de woorden die als een waterval uit uw mond komen. Woorden die we zien als geschreven letters, hebben in elke taal meerdere frequenties. Maar er is een betekenis waarmee maar zeer weinig mensen werkelijk rekening houden en dat is de taal die niet te zien is. Oude geschriften worden met bosjes vertaald en men meent af en toe de kern gevonden te hebben. En dan plotsklaps duikt er een totaal tegenstrijdig stukje op en wat alles weer in het ongewisse laat. We zien vele plaatjes en tekeningen maar het verbazendwekkende is, we interpreteren ze allemaal anders en ieder heeft een net iets ander verhaal.

We zien van alles maar we weten het gevoel niet op te pakken. Zeker in het zien van letters, cijfers en plaatjes schieten we veel tekort als het om gevoel gaat. Gevoel dat vertaald kan worden in frequenties die dan hun unieke wereld prijsgeven. Dat komt omdat we al geruime tijd leven in werelden van illusie, werelden die al lang gaande zijn en waar zelfs de grondleggers in verstrengeld zitten.

Ik schreef eens dit en het bleek dat weinig mensen het begrepen:

'In the world of illusion tomorrow is just another day'

Deze zin zegt veel en wat doen we ermee. Een glimlach of een belachelijk makerij of we gaan nadenken. Nu, ik kan je zeggen dat maar weinig mensen werkelijk interesse hebben wat er met hen en het geheel gaande is. Dat komt omdat hun 'leven' niets meer is dan een plaats in de werelden van illusie.

Kijk naar de dromen van de hedendaagse jeugd en de volwassenen die menen achter het grote geld en de vele materialistische zaken te moeten gaan. De huidige jeugd en volwassenen zijn grotendeels gerelateerd aan een energie die materie creëert, materie zoals zij dat zien. Zelden, zeer zelden ziet of hoort men weleens een woord wat met het leven te maken heeft. Dat vindt men ook terug in de energieën van de vele wezens op deze aarde.

Laten we maar eens het woordje 'leven' gaan belichten en we gaan zeker nog terugkomen op het zien en het voelen van woorden en plaatjes.

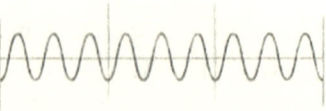

-12- Het leven

Komen we op het leven.

Definitie leven. Even de boeken / internet weer raadplegen.

I het leven
zelfst.naamw.
Uitspraak: ['levə(n)]
Verbuigingen: levens (meerv.)

1) periode tussen je geboorte en je dood
Voorbeelden: `je hele leven blind zijn`,
`een doodzieke patiënt in leven houden`
Antoniem: dood
een leven als een luis op een zeer hoofd (een makkelijk en
prettig leven)
om het leven komen (doodgaan)
uit het leven gegrepen (overgenomen uit de werkelijkheid)
`Dit verhaal is uit het leven gegrepen.`
nooit van mijn leven (echt helemaal nooit) `Ik zal nooit van
mijn leven naar een tropisch land gaan: veel te heet.`

2) alles wat binnen een bepaalde kring gebeurt
Voorbeelden: `bedrijfsleven`,
`het sociaal-economische leven`
in het leven zitten (hoer zijn)

3) drukte en lawaai
Voorbeeld: `In een station is altijd veel leven.`

II leven
werkw.

Uitspraak: ['levə(n)]

Verbuigingen: leefde (verl.tijd enkelv.)

Verbuigingen: heeft geleefd (volt.deelw.) Toon alle vervoegingen

1) (van mensen en dieren) lichamelijk en geestelijk functioneren
tijdens je leven (1)

Voorbeelden: `De zwaargewonde man leeft nog.`,

`Mijn opa heeft negentig jaar geleefd.`

Antoniem: dood zijn

Leef je nog? (<je zegt dit als mild verwijt wanneer iemand
lang niet bij je geweest is>)

leven en laten leven (tolerant zijn)

naar (iets) toe leven (je verheugen op (wat nog zal gebeuren))

`na een drukke tijd naar de vakantie toe leven`

2) (van niet-levende dingen) er zijn

Voorbeeld: `Welke ideeën leven er in jouw organisatie?`

Synoniem: bestaan

Leven is een eigenschap van organismen die, naast hieronder
nader uitgewerkte eigenschappen, in ieder geval de mogelijkheid hebben
zich voort te planten.

Een gebruikelijke definitie van leven is de volgende;

Leven is een open fysico-chemisch systeem dat door middel van
uitwisseling van energie en materie met de omgeving en door een inwen-
dig metabolisme in staat is om zich in stand te houden, te groeien, zich
voort te planten en zich aan te passen aan veranderingen in de omgeving,
zowel op korte (fysiologische en morfologische adaptatie) als op lange
termijn (evolutie).

Leven staat enerzijds tegenover dood: een voorheen levend we-
zen dat zichzelf niet meer in stand heeft kunnen houden, en anderzijds
tegenover levenloos: een voorwerp dat nooit leven heeft gekend.

Voor zover de definities. Ik ga even naar de volgende uitspraak:

De kracht van een spiegel.
Men neemt een spiegel en houdt die voor een persoon.
Men zal merken dat die persoon kwaad wordt op iedereen
om deze spiegel heen.
Pas later beseft die persoon dat hij kwaad had moeten worden
op die persoon die in die spiegel tevoorschijn kwam.

Wat heeft een spiegel te maken met het leven?

Alles! We kijken dagelijks in een spiegel. Nee, niet die van onze badkamer of die van onze kledingskast. Maar de spiegel van het leven. Leven wat we zelf creëren, leven wat we zelf opbouwen en alsmaar afbreken.

Als men gaat beseffen dat alles om ons heen een reflectie is van ons binnenste, dan merkt men ook dat er gewerkt kan worden in en aan die reflecties. Nu is dat even gemakkelijk hier neergezet maar in de praktijk is het wel even iets anders. Niemand ziet graag zijn / haar werkelijke ik en niemand zit te wachten dat hij / zij zichzelf tegen gaat komen. Toch zien we duidelijk dat iedereen een eigen weg creëert en inslaat. Van kinds of aan worden we geduwd, getrokken en gewezen welke weg we moeten volgen. We worden dan zogenaamd 'gevormd'. Velen volgen deze weg en lopen een heel scala van mogelijkheden af die men kan nemen. Maar elke keuze is een eigen keuze.

Nu hoor ik u denken; en die mensen zonder eten in de meest onmogelijke delen van de wereld? Ook zij hebben een keuze en hebben zelf de keuze gemaakt om net daar, onder die omstandigheden te gaan leven.

Ook het vroegtijdig sterven, een crimineel of junkie worden, zijn wegen die men zelf bepaalt. Als men in gaat zien dat er geen tijd is, ziet men ook dat er geen begin en geen einde is aan een leven. Met dat gegeven is het te verklaren waarom de mens zich ontwikkeld heeft tot wat hij nu is.

Kinderen worden geboren maar ze hebben allemaal al vele keuzes gemaakt. Door de manipulatie van een systeem en hun scholen, lijkt het dat we geen kant opkunnen maar wat blijkt? Waarom zijn er weer anderen die zich totaal nergens aan storen en doen wat zij willen doen? De weg is jouw weg en jouw keuze. Die spiegel is alleen de reflectie van jou zelf en van niemand anders.

Het grote probleem met die spiegel is dat heel veel mensen niet tegen de waarheid kunnen. Ze zijn bang om te zien wat de werkelijkheid is.

Want wat is werkelijkheid?

Dat mooie witte strand met een blauwe zee dat je zo graag wilt zien? Of is diezelfde plaats misschien wel een giftige plas vol ziektes en vergif?

Wat wil je zien?
Wat kun je zien?

Die laatste vraag is een belangrijke vraag in het geheel. Want wat men wil zien, is een sprookje waar alles koek en ei is en waar alles gaat zoals jij denkt via je verstand, en gepland hebt. Doch, als men in die spiegel kijkt, schrikt men. Ben ik dat? Is dat waar wat ik zie? Men wil niet zien en van dag één op deze aarde zijn we bezig om een onwerkelijke wereld te vormen die we angstvallig proberen vast te houden tot onze dood.

Pijnlijk is het als men toch op een gegeven moment gaat inzien waar men de vele jaren aan gespendeerd heeft. Geld, macht en bezittingen die een energie zijn waar men niets mee kan doen. Je ziet dat je, al je tijd weggegooid hebt door 'verkeerde' wegen in te slaan.

Nu schrijf ik verkeerde wegen maar eigenlijk is het jouw pad die jij gekozen hebt. Recht naar een doel gaan is een moeilijk begrip voor een mens. De mens zwalkt van links naar rechts, zit graag te wroeten in het verleden en in de toekomst. Zaken die domweg niet bestaan en die in een leven niet belangrijk zijn. Met het verleden is niets mee te beginnen, laat staan te veranderen. Deze energie heeft al zijn weg bewandeld en is niet even terug te draaien. Toekomst is iets wat men niet kan bepalen omdat er simpelweg geen tijd is. Toekomst zijn dromen, veronderstellingen en calculaties die gemaakt worden hoe het zou kunnen worden.

Dus wat bepaalt onze weg?

Ons eigen handelen, beslissen en ondernemen, op het moment wat 'heden' genoemd wordt. Dat is het moment dat zaken zouden kunnen veranderen of bepaald kunnen worden. Die energie-impuls is wat de weg direct bepaalt en ook op die manier verder gaat in het geheel. Elk impuls, elke energieprikkel is er een die weer andere plaatsen beïnvloedt.

Onze innerlijke spiegel laat zien wie en wat we nu zijn. Een spiegel die niet liegt en een spiegel die niets verbergt. Dan komen we op de aanschouwer, de kijker die voor deze spiegel staat. Zijn hersenen kraken en willen vele waarheden niet zien. Ze worden anders geïnterpreteerd en beelden vervagen of vervormen. De spiegel is in onze hersenen wazig als wij dat willen. We dwalen, we verloochenen en we zijn bang. Ja, bang want de waarheid om jouw eigen persoon is soms zwaar te accepteren.

Dat zien we steeds meer in de huidige maatschappij, maar meer en meer mensen zichzelf alsmaar 'verbouwen' en zich schuilen achter maskers, spuiten en optrekken. Dat is omdat ze alleen maar kijken naar een uiterlijke, niet wat er binnen gaande is. Vergeet niet de vele transformaties van het lichaam maar ook het verkrachten van het lichaam door zich piercings en velerlei vreemde objecten aan te meten. Deze zijn allemaal uiterlijke zaken. Vele mensen zien zichzelf anders dan dat ze werkelijk zijn. Het gaat zelfs zover dat ze zelfs van geslacht veranderen puur omdat ze een compleet ander beeld van zichzelf hebben. Doch deze zijn personen die zichzelf verloochenen en psychisch compleet een wrak zijn. Je bent wat je ziet maar veelal wil je dat niet zien, namelijk de ware kracht van het zijn in het leven. Want met dat gegeven ga je te werk in de complete energiewereld.

Vele malen heb ik als een soort test, mensen een spiegel voorgehouden. Niet om hun uiterlijk te laten zien maar om hun innerlijke. Altijd is er dezelfde reactie, namelijk dat het die ander is die de situatie zo maakt. Die 'ander' die zogenaamd in een leven wil inbreken of bepalen. Die 'ander' die het alsmaar gedaan heeft. Die persoon, die zichzelf anders ziet in die spiegel, geeft diegene die de spiegel voorhoudt de schuld voor deze handeling.

Wat ziet die persoon werkelijk?

De waarheid en de feiten vlak voor zijn neus. De energie die niet te verloochenen is. Bang als ze dan worden, worden er snel 'andere' bijgehaald maar al die anderen zijn zij zelf. Diegene die hen de spiegel voorhoudt, is de persoon die niet deugt en zal vrijwel altijd verstoten worden.

Dit experiment heb ik met vele mensen gedaan. Bij vreemden en ook bij familieleden, met altijd hetzelfde resultaat; een ruzie en geen contact meer. Pijnlijk? Nou ja, of eigenlijk nee. Want het zegt puur via de energieniale weg dat de mens erg afgedwaald is en niet meer zijn / haar eigen leven nastreeft. Als men de spiegel werkelijk kan verdragen, kan men duidelijk stellen dat die persoon weet wat er gaande is in een leven en weet wat zijn / haar rol is in het geheel. Als energie zijnde is er geen confrontatie wat men niet aan durft of hoeft te ontwijken, al zijn de situaties nog zo hard en nog zo zwaar te verwerken. Als mensen in de energiewereld werken is alles aan te pakken en niets is te zwaar.

De innerlijke spiegel is een mooi gereedschap dat we als mens hebben om te kijken hoe en waar men staat in het leven. Duidelijk is dat de spiegel pijn doet als men zichzelf anders ziet dan wat er gereflecteerd wordt. Een leven is een hologram waar vele spiegels je voorgehouden worden en waar elk stukje een exacte kopie is van de ander. Als men al in dit gegeven gaat ontkennen en komedie gaat spelen, is er nog veel te overwinnen voor die persoon.

Men vergeet namelijk dat, dat hologram alsmaar terug komt. Als men dan niet de situatie kan accepteren en wat / wie er achter zit, zal men keer op keer in dezelfde situatie terechtkomen. Zo zien we dat er vele personen zijn die geen stap verder komen in hun leven omdat ze door 'angst' de realiteit niet willen zien. Door dat te ontkennen, merk je dat ze alsmaar in dezelfde 'fout' belanden en dat hun situatie over en over herhaald wordt. Dit allemaal zonder resultaat want men kijkt naar wat men in de uiterlijke spiegel ziet, niet wat er in de innerlijke spiegel gaande is.

Je eigen leven is, buiten via je eigen energie, dus ook te zien in die innerlijke spiegel. Maar willen we wel ons eigen leven zien? Zijn we zover dat we het aankunnen om onze eigen fouten te zien? Zijn we zover dat we doorhebben dat we alsmaar in herhalingen vallen? Vragen die we in het algemeen, allemaal met nee kunnen beantwoorden. Bij die mensen die het aankunnen en 'zelfreflectie' toepassen, zul je zien dat zij elke keer verder en verder komen. Ondertussen worden die mensen die wegdraaien van de werkelijkheid bozer en bozer omdat het die ander wel lukt en hen niet.

Begint er een belletje te rinkelen?

Door niet jezelf te zijn, zoals je wel BEWUST gekozen hebt voor die plaats op de wereld in die hoedanigheid, is je leven zonder enig inhoud.

Je bent wat en hoe je bent en daarmee zul je dat leven moeten doen. Operaties, make-up en vele verbouwingen kunnen je niet helpen. Het getuigt van je zwakheden en dwalingen in dat leven. De werkelijke winnaars, als ik het even zo mag noemen, zijn die personen die verdergaan zoals ze zijn. Zelfs al raken ze verlamd, verminkt of hebben ze gebreken, hoe en in welke vorm dan ook. Dat alles is er niet voor niets en heeft duidelijk een reden in dat grote energieveld. Die ware energierijke mensen zie je dan ook duidelijk hoger opkomen vanuit diverse hoeken. Geen benen en armen? Geen probleem, we laten zien dat we toch kunnen leven en meedraaien in het geheel. Verlamd, geen probleem zolang ik kan denken, helpt de techniek me wel om door te gaan. Pijn, nu wat zal dat, hebben we allemaal en het kan veel betekenen in de wereld van de energie. Alles is er zo, omdat het zo moet gaan en een duidelijke betekenis heeft.

De natuur (energiewereld) heeft niet voor niets een kortstondig leven ingesteld of een lang leven. De natuur (energiewereld) laat niet voor niets zaken doorgaan of voor een geboorte afbreken. Al dat gemanipuleer met kinderen en met het door laten gaan van kansloze ongeborenen, is waar wij mensheid onder anderen aan ten onder gaan. Maar dit gaat om veel geld en om ego, om dan te laten zien dat het kind er wel komt. Na vele jaren hoor je hoe het verder is gegaan. Dan is het veelal een waar drama geworden of het stoffelijk lichaam is alsnog verdwenen van deze aarde. Het manipuleren van leven is erger dan een doodvonnis en daar doen velen aan mee, al is het maar voor hun eigen ego te strelen.

Waarom kun je geen kinderen krijgen?

Omdat het zo is en moet in de energiewereld! De energie bepaalt dat je verder moet met je eigen leven zonder kinderen. Als er dan toch kinderen komen via 'kunstmatige inseminatie' of via 'draagmoeders', lopen die vrijwel altijd zeker uit op gezondheidsfiasco's of op egoproblemen van de ouders. Het is zoals het is en 'acceptatie' is een stap die we in het leven moeten nemen.

Leven is een bron; de 7.83 Mz. frequentie en een samenvoegsel van energie die de impuls gekregen heeft om een nieuwe 'bron' leven te creëren. Als men daaraan gaat sleutelen, zoals we nu doen, missen we het ware energieniale leven.

Nu we de spiegel voor ons gehad hebben en we hebben het hologram van het leven gezien, komen we op het punt van; wat is realiteit en wat is illusie.

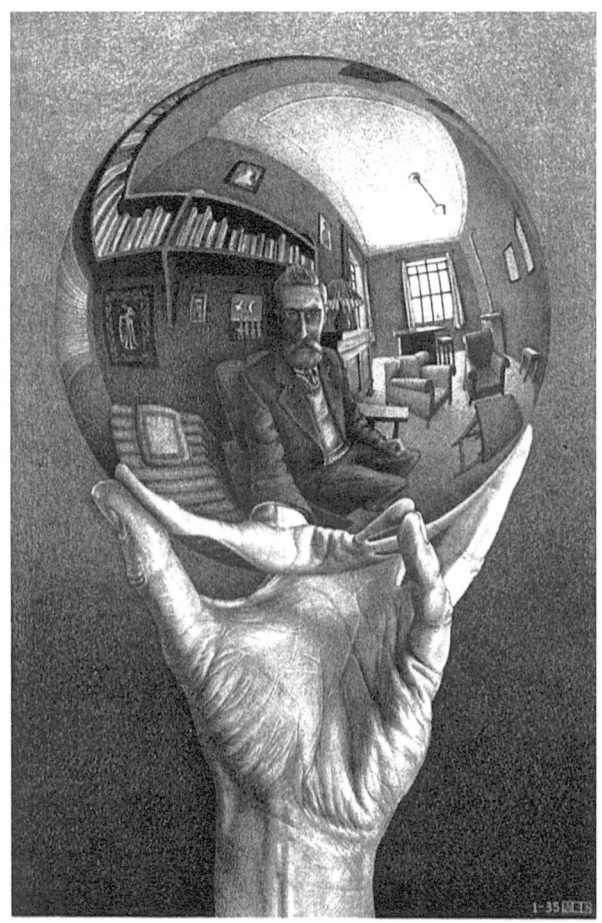

M.C. Esher

-13- Wat is realiteit en wat is illusie?

Eerst gaan we Wikipedia en Nederlands woordenboek erbij halen.

realiteit
zelfst.naamw. (v.)
Uitspraak: [rejali'tɛit]
Verbuigingen: realiteit\en (meerv.)

werkelijkheid
Voorbeeld: `de harde realiteit van het soldatenleven`

Bij Wikipedia wordt men direct doorverwezen naar 'werkelijkheid'

Werkelijkheid

Het begrip werkelijkheid is een aanduiding voor de wereld, waarin we leven, en is verwant aan de begrippen "realiteit" en het bestaan. Dit begrip is een heel elementair begrip, dat evident lijkt en geen tekst en uitleg behoeft. Veel vakwetenschap gebruikt het begrip werkelijkheid ook als evident ofwel als zeer duidelijk, maar in de filosofie en de wetenschapsfilosofie is dit begrip omstreden.

Het bestaan van de werkelijkheid

Een tekstuele controverse rond het begrip werkelijkheid is, dat pas de moderne volwassen mens de ons omliggende wereld aanduidt met het abstracte begrip werkelijkheid. Het begrip is een lastig concept, dat bijvoorbeeld jonge kinderen niet zomaar aangeleerd kan worden. Het begrip komt ook niet (vaak) voor in de woordenschat van natuurvolkeren. Uiteraard hebben jonge kinderen en natuurvolkeren allerlei percepties van de wereld om zich heen, maar zij abstraheren dit niet tot een 'goddeloze', 'eindeloze' en 'abstracte' aanduiding van het bestaan.

Het bestaan van de werkelijkheid is nauw verbonden met de menselijke beleving hierover. In de sceptische filosofie en ook in de discussie van jongeren wordt het bestaan van de werkelijkheid wel eens ontkend. Dan kan men tot de conclusie komen dat het begrip 'werkelijkheid' een gedachteconstructie is om de wereld aan te duiden. Het bestaan van de werkelijkheid is een gedachte, een idee.

In gedachten maken we nog onderscheid tussen werkelijkheid en fantasie. Zo onderkent men nog een wereld voorbij de werkelijkheid: in de belevingswereld van de mens, in fictie, in kunst et cetera.

Einstein schreef: "Het geloof in een externe wereld onafhankelijk van het waarnemend subject is de basis van alle natuurwetenschap. Omdat, evenwel, zintuiglijke waarneming slechts indirect informatie geeft van deze externe wereld, kunnen we deze laatste alleen vatten met speculatieve middelen. Dientengevolge kan onze notie van fysieke realiteit nooit finaal zijn."

Kennis over de werkelijkheid

In de vroegere wetenschap en filosofie verkeerde men in de veronderstelling dat men rotsvaste, ware en absolute kennis kan opdoen van de ons omliggende wereld en dat deze kennis overeenkomstig is met de werkelijkheid, de zogenaamde correspondentietheorie. In de filosofie is altijd wel betwist wat deze kennis zou moeten zijn. Maar de aanname dat men tot overeenkomstige kennis kon komen, was onbetwist.

De filosoof Immanuel Kant heeft echter een onderscheid gemaakt tussen de wereld als 'Ding an sich' ('ding op zich') en de kennis over de wereld. Kant heeft benadrukt dat men niet kan aantonen dat de kennis die wij over de wereld bezitten direct op de wereld betrekking heeft. Kant kwam hier met de aanschouwingsvormen tijd en ruimte. Kant stelde dat dit geen eigenschappen zijn van de 'wereld op zich', maar ze betrekking hebben op de belevingswereld. Het zijn eigenschappen, die de mens bij de waarneming betrekt. Kant stelde nu algemener dat men de wereld op zich niet kan kennen. Hiermee kwam Kant met een kritisch standpunt ten aanzien van de mogelijkheid tot kennisverwerving.

Een gangbare moderne opvatting over de kennisverwerving heeft de nuancering van Kant niet overgenomen. Bij de nuances of de kennis al dan niet correspondeert met of verwijst naar de werkelijkheid, staat men niet stil. Kennis beoordeelt men niet alleen meer naar waarheid, maar ook naar juistheid of effectiviteit. Kennis van de werkelijkheid beschouwt men ook niet meer als absoluut, maar meestal als waarschijnlijk. Hierbij is er een verschil tussen formele kennis en empirische kennis. Er zijn echter ook denkers die de lijn van Kant hebben doorgetrokken en geradicaliseerd. Een belangrijke naam in dit verband is Richard Rorty.

Volgens het objectivisme, de filosofie van Ayn Rand, bestaat de werkelijkheid. Ayn Rand stelt dat absolute objectieve kennis mogelijk is, deze heeft echter altijd een context. Objectieve kennis verwijst altijd naar de realiteit, al is het vaak indirect. 'Vloeibaar' is bijvoorbeeld (net als tijd) een abstract concept. Wanneer naar twee (concrete) objecten gekeken wordt, zoals water en alcohol, kan men ontdekken dat ze beiden overeenkomstige eigenschappen hebben, één daarvan is dat ze beiden vloeibaar zijn. Dit abstracte begrip is dus een concept gebaseerd op een overeenkomstigheid die bepaalde objecten in de werkelijkheid hebben. Nog hogere niveaus van abstractie zijn mogelijk door concepten te vormen op basis van abstracte concepten, een voorbeeld daarvan is tijd.

Het verleden als werkelijkheid

Een algemene opvatting in de historische wetenschap is dat men het verleden beschouwt als werkelijkheid. In de dagelijkse praktijk is dit niet gangbaar. Het verleden wordt beschouwd als afgelopen, een realiteit die voorbij is.

werkelijkheid

zelfst.naamw. (v.)

Uitspraak: [ˈwɛrkələkhɛit]

Verbuigingen: werkelijk|heden (meerv.)

werkelijke situatie

Voorbeeld: `de harde/rauwe werkelijkheid`

Synoniem: realiteit

in werkelijkheid (in feite)

in strijd met de werkelijkheid (niet waar)

Illusie

Een illusie is een schijnbare werkelijkheid of een onjuist idee van de werkelijkheid. Het beeld dat iemand van de werkelijkheid heeft is gebaseerd op diens waarnemingen via de zintuigen en verwerking van deze signalen in de hersenen. Illusies zijn dus gebaseerd op foutieve waarnemingen van reële externe prikkels.

Natuurkundige effecten

Een aantal illusies ontstaat door natuurkundige effecten. Bijvoorbeeld een luchtspiegeling (of fata morgana) ontstaat door een temperatuurinversie in de lucht. De schijngestalten van de maan ontstaan doordat we vanaf de aarde meestal maar een deel van de door de zon verlichte zijde van de maan kunnen zien; de rest is donker.

Door het Dopplereffect verandert de toonhoogte van het geluid van een voorbijkomende geluidsbron vanwege nadering of verwijdering t.o.v. de waarnemer.

Zinsbegoocheling

Van de verschillende mogelijkheden om zintuigen te misleiden zijn visuele illusies het best bekend. Goochelaars en illusionisten brengen schijnbaar onmogelijke dingen tot stand. Vaak leiden zij de aandacht van de toeschouwers af, om waarneming van de werkelijke activiteiten te voorkomen.

Gezichtsbedrog ontstaat veelal als gevolg van beperkingen van het oog als zintuig. Een tl-buis lijkt continu licht uit te stralen, terwijl deze in werkelijkheid met hoge frequentie flikkert. Een film lijkt een continue verandering van beeld te geven, terwijl het in werkelijkheid een snelle opeenvolging van afzonderlijke beelden is. Bij gebrek aan voldoende referentie punten (bijvoorbeeld in een donkere kamer) kan een autokinetisch effect veroorzaken dat de illusie wekt van bewegende objecten die eigenlijk stil staan.

Het zien van sterretjes bij een klap op het oog wordt veroorzaakt doordat de oogzenuw wordt gestimuleerd, maar niet door een lichtsignaal. De hersenen interpreteren elk signaal uit de oogzenuw als visueel, ook als de stimulatie van de zenuw niet door licht wordt veroorzaakt.

Ook apparaten kunnen aan optische illusies lijden: op analoge televisies lijkt het alsof streepjespakken alle kleuren van de regenboog hebben. Dit verschijnsel wordt interferentie genoemd. Cameramensen leren hier rekening mee te houden.

Ook andere zintuigen zijn voor de gek te houden. Een voorbeeld van een akoestische illusie wordt gevormd door de Shepardtonen, die een eindeloos stijgende toonhoogte lijken te geven.

Hallucinaties en dromen

Illusies kunnen niet bestaan zonder zintuiglijke waarneming, ze zijn een foutieve interpretatie ervan. Dromen en hallucinaties zijn waarnemingen zonder dat er een externe prikkel aan ten grondslag ligt. Ze zijn slechts schijnbaar afkomstig van een zintuig. Ook drugs kunnen hallucinaties veroorzaken. Een droom is feitelijk een soort verwerking van visuele beelden door de hersenen.

Filosofisch

Strikt gezien is datgene wat als de werkelijkheid wordt beschouwd slechts een beeld van de werkelijkheid. Er bestaat een filosofische opvatting, het solipsisme, die ervan uitgaat dat alleen de waarnemer bestaat, en dat alle waarnemingen zich uitsluitend in de waarnemer voltrekken.

Meestal gaat men er echter van uit dat er zich buiten de waarnemer ook een werkelijkheid bevindt. Er zijn verschillende uitgangspunten om die werkelijkheid te beschouwen, twee belangrijke daarvan zijn wetenschap en religie. Volgens sommigen, met name aanhangers van het Kantianisme, kan het belangrijkste derde uitgangspunt, de filosofie, slechts de uitgangspunten van de andere twee bespiegelen in respectievelijk de wetenschapsfilosofie en de godsdienstfilosofie; volgens anderen is het een aparte kenmethode van de werkelijkheid.

De Boeddha beschouwde het idee van 'zelf' (ik, mijn, mijn zelf) als een illusie. In werkelijk is de wereld volgens de Boeddha anatta (niet-zelf, zonder zelf).

illusie
zelfst.naamw. (v.)
Uitspraak: [ɪ'lyzi]
Verbuigingen: illusie|s (meerv.)

gedachte die te mooi is om reëel te zijn
Voorbeeld: `de illusie wekken dat je rijk bent, terwijl dat niet
zo is`
een illusie armer zijn (een teleurstelling hebben gehad)
`een illusie armer zijn omdat Sinterklaas niet bestaat`
Synoniem: ontgoocheld zijn

We zien in de beschrijvingen vanuit onze kennishoek dat er nog wel een slag om de arm genomen wordt, wat werkelijkheid en illusie betekenen.

Ik ga even wat citaten doornemen;

- 'werkelijkheid is een gedachte, een idee.'
- 'Kennis van de werkelijkheid beschouwt men ook niet meer als absoluut, maar meestal als waarschijnlijk.'
- 'werkelijkheid is gebaseerd op diens waarnemingen via de zintuigen en verwerking van deze signalen in de hersenen.'

Okay, een geweldige overvloed van woorden. 'Werkelijkheid is een idee, een gedachte.' Mooi, dus ik denk dit en het is werkelijkheid! Dan is werkelijkheid niet absoluut en is meestal waarschijnlijk. Nog mooier, je ziet iets en het is 'waarschijnlijk'. De laatste aanhaling 'werkelijkheid is gebaseerd op diens waarnemingen via de zintuigen en verwerking van deze signalen in de hersenen.' zegt letterlijk dat wat ik zie, signalen zijn die mijn hersenen omzetten in werkelijkheid! Je gooit eerst alles in twijfel doordat het een idee / gedachte is, die dan waarschijnlijk en niet absoluut is, maar je hersenen nemen het op die manier waar en daarom bla bla bla.

Wat ik hier lees, is dus dat we leven in een wereld van illusie! Ga ik naar illusie. Ik citeer dit stukje 'Illusies zijn dus gebaseerd op foutieve waarnemingen van reële externe prikkels.' Bam! Daar zijn we dan, onze 'werkelijkheid' wat 'illusie' is, zijn foute waarnemingen!

Nu ga ik op normale taal verder en ga wat zaken opengooien over dit onderwerp. Al geruime tijd horen we geluiden opkomen dat we in een wereld van illusie leven en dat alles wat we om ons heen zien, een eigen gecreëerde wereld is. De wereld die ik zie / creëer, zien anderen niet. Toch lijkt het erop dat vele mensen dezelfde gebouwen herkennen, dezelfde wegen en dezelfde personen. Onze illusiewereld is dus ook door anderen te zien.

Leven we dan allemaal in een zelfde illusie?
Een vraag die dan logisch is, niet waar?

Op deze vraag en achter deze vraag zit een complete wereld waar men veelal geen bestaan van weet. Velen praten over dat de wereld waarin we leven een illusie is, een soort matrix en weer anderen noemen het een hologram. Goed, deze mensen hebben allemaal gelijk want ons huidig leven is voor een deel een hologram, matrix en illusie. Een deel schrijf ik, want er zijn meerdere levens in een leven als men werkelijk op zou letten.

De film The Matrix was de eerste film waar 4 werelden in één wereld werden weergegeven en dat maakte deze film uniek. Nog nooit en tot op heden hebben weinig mensen door wat ze werkelijk gezien hebben. Men praat over een matrix van een systeem annex maatschappij en een onderbewustzijn leven (droomwereld) waar alles mogelijk is. Maar daarnaast was er een glimp van de ware energie waar te nemen en daarnaast nog, de wereld in de wereld van illusie gecreëerd door de matrix, de computer. Doordat de film zo uniek in elkaar was gezet, kon blijkbaar elke wereld / persoon zich verenigen met deze film. Iedereen had zijn zin en iedereen speelde een hoofdrol.

Laatst werd door een wetenschapper de uitspraak gedaan dat een kind de eerste 6 jaren van zijn / haar leven, zijn / haar eigen leven vormt. Die pure energie is geprogrammeerd om in die jaren niets meer te doen dan van alles wat zo'n kind meemaakt en ziet, op te nemen in de hersenen, te catalogiseren en op te slaan. De films die zich afspelen rond de ouders maar ook in de wereld om hen heen, worden in die jaren allemaal als zijnde de 'ware' wereld vastgelegd.

Deze uitspraak verklaart heel veel. We zien kinderen eindeloos de zaken herhalen die men eens heeft opgenomen. Dan is het, dat er later een eigen draai aangemeten wordt maar de basis staat vast. Kinderen die misbruikt zijn geweest, vinden het later veelal 'normaal' en ondergaan het keer op keer. Hetzelfde met de kinderen die niets anders dan geweld hebben gezien, geslagen worden of in ruzies zijn opgegroeid. Dat gaat herhaald worden in hun eigen verdere leven. Zo zien we de kopie van de ouders of hun omgeving terugkomen in hun leven.

Het is een tipje van wat we nu al weten en wat allemaal komt uit de wereld van de energie. Zo is nu ook wetenschappelijk bewezen dat er maar 20 DNA codes actief zijn bij de mens en dat uit het totaal van 46 codes. Waarom hebben we 46 codes in onze DNA als we nog minder dan de helft gebruiken? Hetzelfde met onze hersenen die we alsmaar voor een klein deel gebruiken. De rest van onze DNA en hersenen lijkt wel gemaakt te zijn om vakantie te vieren!

Of gebeurt er in dat 'niets' dan ook meer dan dat we alsmaar aannemen?

We weten ondertussen dat het niets meer bezit dan het iets. We zien het 'niets' niet, omdat ons niet geleerd wordt om met het 'niets' te werken, laat staan het te zien. Nu pas zien we dat er enkele wetenschappers openlijk voor uitkomen dat er veel gaande is in dat niets, en dat het niets zelfs veel kan zijn.

Er was nog niet zo lang geleden een experiment waar men cellen gekweekt had in hun normale omgeving. Als men deze cellen nam en verplaatste van die ene plaats naar een andere plaats met andere voedingsbodem, pasten deze cellen zich aan en gingen verder. Toen kwam het experiment dat men enkele cellen in een omgeving zette die absoluut geen voeding bevat voor deze cellen. Wat gebeurde er? De cellen gingen hun eigen voedingsbodem creëren vanuit het niets!

Dit is een zeer belangrijke uitslag van een wetenschappelijke waarneming die heel veel bewijst. Dat zul je nu meer over gaan lezen.

Onze menselijke maar ook dierlijke cellen kunnen uit, wat voor ons niets is, toch weer de draad oppakken en weer verdergaan met hun doel. Dat doet me denken aan het verhaal van die monnik in de kelder met alsmaar bedorven voedsel en water. Ook hem overkwam niets en hij kwam na jaren gezond buiten. Denk aan de drugsverslaafden die uit vuilnisbakken eten en van straat. Ook zij houden niets over aan het jarenlang slecht eten. Het zijn de drugs die hen laten verslechteren.

Hier zijn we op een punt waar niets, iets is en dat de zogenaamde illusie duidelijk waarheid kan creëren. In de illusie, zoals we het alsmaar noemen, is duidelijk veel meer gaande dan dat we maar zelfs kunnen voorstellen.

We zijn heden ten dagen op het punt dat we weten dat er 'meer' is en we 'zien' ook dat er meer is maar … we weten het alleen niet werkelijk te plaatsen in ons plaatje. Zeker niet in het plaatje wat we geleerd hebben. Pas nu komen er zaken naar buiten en er komen zogenaamde bewijzen die dan de zaken moeten verklaren. We vinden cellen die van illusie leven en zelfs weer een nieuwe wereld creëren in het niets! Dat is wel tot op heden een van de mooiste bewijzen.

Er is dus duidelijk meer om ons heen dan een beetje iets en veel niets. Met andere woorden; de wereld van illusie is weldegelijk een wereld van werkelijkheid.

Illusie kan men meer verklaren als men het ziet als het onbekende. Illusie is een onderbewustzijn wat weleens in ons opkomt maar waar we geen vaste materie bij zien die we aan kunnen raken. Maar dan zien we eensklaps dat zowel in de taal als in de wetenschap, illusie meer is. Als we dat gaan beseffen en inzien dan pas gaan we zien wat er werkelijk gaande is om ons heen.

Alles draait om energie en daar gaan we nu even op verder.

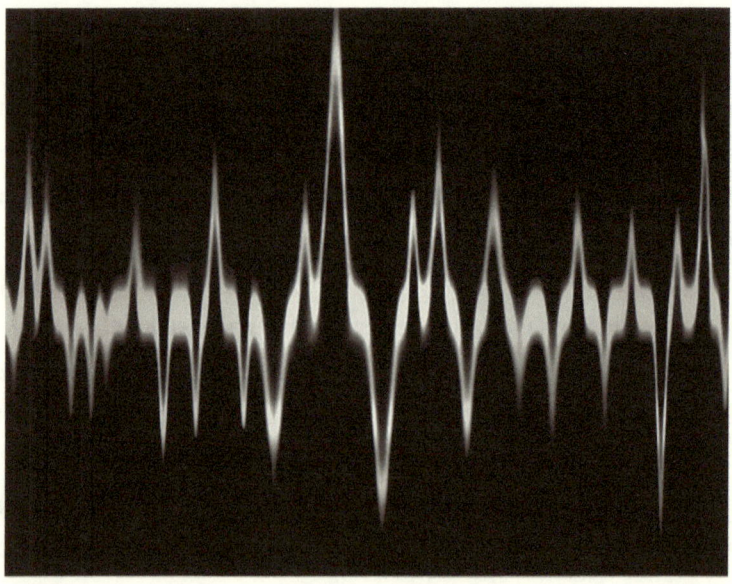

Frequentie

-14- De mogelijkheden met nul of het zogenaamde 'niets'

We gaan nu een stapje verder. We weten ondertussen dat een nul weldegelijk ook iets is en dat nul de geheimen vertegenwoordigt van het leven. Geheimen is wel een groot woord omdat er geen geheimen zijn. Wij zijn als mens zo ver afgestompt dat wij menen dat een doorsnee mens niets kan / mag weten. Je moet in duistere organisaties zitten, wil je de ingewikkelde structuren kunnen doorgronden.

Ik kreeg nog niet zolang geleden deze mail van een 92ste graad mason:

AS1 LONG2 AS1 YOU2 CANNOT1 PROVE2 A1 CORRECT-SENTENCE-FACT1, YOU1 WILL2 BE1 STUDING3 FROM4 THE1 WORLD3 OF4 A1 2ND3 GRADE3 READING3 LEVEL4 AND0 LEFT4 TO1 YOU2 OWM1 FACTS2

Het was van onze man David Waynn Miller die geconfronteerd werd met zijn eigen verstrengelende wereld. Ik had hem uitgelegd dat elk woord gevoel bezat en zoals men weet, gevoel is een uiting van energie. Door zijn woorden te analyseren kwam ik op wat bijzondere ontdekkingen en dat vond hij kennelijk niet echt zo fijn. Zijn gecompliceerd schrift wat hij CORRECT-PARSE-SYNTAX-GRAMMAR noemt is een nieuwe vorm van hoe men probeert zaken complex te maken die niet complex zijn.

Als je woorden leest, zijn het niet de woorden die bij je indruk kunnen maken maar het is het gevoel / frequentie daarachter. Het gevoel geeft weer, een bepaalde frequentie en die frequentie heeft de kracht om bij te dragen aan het geheel. Woorden zijn simpele tekens die per land nogal verschillend zijn. Men is al geruime tijd geleden achtergekomen dat bijvoorbeeld andere wezens om ons heen niet met woorden communiceren. Ze werken met energie / frequenties en dat kan zijn via telepathie maar ook geluid.

Letters / woorden zijn aards en zijn ingevoerd om mensen te onderdrukken onder het mom van communicatie. Kijk maar hoe men strest op het woord communicatie in deze maatschappelijke wereld. Het woord wordt wel in elk verhaal meerdere malen aangehaald. Men weet dat communicatie die klanken voortbrengen die een mens zwak maakt. De 'wijzen' op deze aarde spreken nauwelijks maar communiceren puur met hun energie wat de juiste frequentie weergeeft.

Zo heb ik tot op heden een grote weerstand mogen ervaren bij de zogenaamde hoog intellectuelen die ik aanschrijf of zelfs mee in discussie ga. Eens heb ik 2 uren lang onder vuur gelegen in een interview omdat men meende dat ik maar wat beweerde. Maar niet een van die gasten kon het tegendeel bewijzen, laat staan aanvoeren. Zo is vanuit de literaire kant ook een grote weerstand. Ik ben geen schrijver. Heb ik dat dan ooit beweerd? Wel heb ik tot op heden 52 boeken op mijn naam staan en zijn er al ruim 5 miljoen exemplaren gedownload! Niet gek voor een niet schrijver.

Ik kwam overigens een frappante uitspraak tegen over de Nederlandse taal in een van de boeken geschreven door een Neerlandicus. Daar werd aangehaald dat het gevoel belangrijker is als de taal! Ja, dat had ik ook eens gehoord bij een van Nederlandse grootste cabaretiers genaamd Toon Hermans. Hij schreef zijn boeken zoals hij zijn uitvoeringen deed, recht uit het hart en begrijpbaar voor iedereen.

De weerstand is er omdat ik in mijn woorden gevoel leg. Ik werk met de energie en die is puur. Wat uit mijn mond komt, of wat ik schrijf op papier is energie. Daar heb je geen literaire achtergronden voor nodig. Ook hoef je daar geen wetenschapper voor te zijn.

Al vele jaren 'voorspel' ik zaken die mis gaan of die gaande zijn. Niemand snapt hoe ik aan al die informatie kom. Zelfs de lokale veiligheidsdienst heeft me lang in de gaten gehouden om te achterhalen waar ik mijn informatie vandaan haal. Tevergeefs, want dan zullen ze iets meer moeten doen dan in mijn computers te gaan en afluisteren. Maar alles wat tot op heden geschreven is door mij, is uitgekomen of is nog gaande.

Hoe ik het doe?

Simpel, ik laat mijn energie zijn beloop gaan en vang de frequenties op. Geeft deze energie mij aan om dat nu te zeggen of te schrijven, doe ik het. Zuiverder kan de informatie niet zijn en is altijd kloppend. Zelf sta ik wel eens verbaasd wat er uit mijn mond komt, of wat ik met deze letters neer zet. Toch vallen alsmaar alle stukken in elkaar, keer op keer.

Alles is verbonden, net zoals die cirkel of die punt maar ook de langste weg of de verste ster is nog één met onze energie. Daarom is het duidelijk dat er geen tijd is, geen afstand en dat alles gemakkelijk te over-bruggen is.

Men meende dat oude beschavingen goden waren, buitenaardse wezens en wezens die ons gebruikten. Het is niet zo want er zijn geen goden noch buitenaardse wezens. Het is duidelijk dat ook die wezens energie zijn net zoals jij en ik en staan zeker niet 'buiten' ons.

Hoe kan het dan iets vreemds zijn?
Hoe kan het dan dat zij wel extra krachten bezitten
waarvan wij nog niet van durven dromen?

Die extra krachten bezitten wij ook, alleen wij mensen hebben die krachten veelal laten onderdrukken door mensen zoals heer Miller of de masons en hun systeem en hun scholen.

Het systeem is een zeer wankel geheel. Het is een wankele il-lusie waar we allemaal aan mee willen doen want wij willen ook van dat belangrijk papier bezitten wat men geld noemt. De huidige beschaving is slaaf van het geld, slaaf van bezittingen. En nog nooit in het bestaan van de mensheid is deze mensheid in zijn totaal zo slaafs geweest. Vroeger waren er heersers die met geweld mensen onder druk hielden. Toen kwamen de kerken massaal op. Maar ondanks dat allemaal, waren er toch nog vrije mensen met een eigen energie. Nu op dit moment in onze beschaving kan men de vrije mensen tellen op een hand! Allen zijn slaaf van het geld en het systeem om hen heen.

Wat hierachter zit is zo doorzichtig en is niets anders dan mensen dom houden en hen als slaven behandelen. Contracten, vonnissen en ga zo maar door, zijn geschreven in een illusiewereld. Niemand kan je veroordelen omdat er geen duidelijkheid is wie je bent. In het huidige systeem heeft elk mens op aarde twee identieke namen. Bijvoorbeeld mijn naam; John. H. Baselmans en :JOHN-H: BASELMANS. Alles wat menselijk is, is geschreven in kleine letters. Alles wat met geld te maken heeft zoals belastingen, verzekeringen, bankrekeningen, credit cards en ga zo maar door, zijn geschreven in hoofdletters. Waarom? Je naam in kleine letters is de naam die je gekregen hebt als mens van vlees en bloed. De naam in hoofdletters is er, om je verantwoordelijk te stellen voor de fakewereld (financiën, gedrag enz).

Zelf ben ik al lang bezig om dit op papier te krijgen vanuit Nederland en het eiland waar ik woon Curaçao. Een oproep in de kranten werd nauwelijks geplaatst. Rechters, OM, juristen die ik gebeld / aangeschreven heb, wisten van niets! Pas later kwamen enkele schuchtere contacten die met wat duistere verklaringen kwamen.

Misschien om wakker te worden?

Het systeem met zijn fouten en zijn illusiewereld heeft parallelnamen nodig om te werken! Maar er zijn meer mensen die dat ook weten en zij proberen nu met dit gegeven, buiten de rechterlijke macht een financieel voordeel uit te halen. Dat is nu juist waar het mij niet om gaat.

Wat ik je hier in dit boek wil laten zien, is dat het systeem zelf opereert in het 'niets', genoemd ook wel de illusiewereld. Geheel duidelijk is het, dat dit systeem ons via dat niets als slaven behandelt! Wij wezens van de aarde worden door 'niets' geregeerd en in de tang gehouden. Ons zwaar verdiende geld, wat waardeloos papier is, wordt weer afgenomen door belastingen en andere geldziekelijke mensen! Maar nogmaals, wij laten het toe en het is een mooi voorbeeld wat de wereld van het niets omschrijft en bewijst.

De maatschappij, het systeem en zijn geld en waardepapieren zijn dus gebaseerd op een illusiewereld genaamd;

DE WERELD MET DE HOOFDLETTERS

Die wereld is nu uitgebreid door onder andere heer Miller als 92 graad mason en gaat nu verder als de 'nieuwe wereld'. Juist, 'de nieuwe wereld' is eind 2012 gestart! Het was niet de natuurlijke ondergang maar de overgang naar deze nieuwe 'slavenwereld' gecreëerd in de illusiewereld. 'Farmvill' 'een computerwereld' is gekopieerd door deze machtige groep!

Deze illusie gaat verder. Want zoals men weet, is het huidige geld al langere tijd niet meer gedekt door edelmetalen! Het huidige geld is gedekt door lening op lening. Lening wat op zich al een illusie is. Ook met deze handelingen wordt duidelijk bewezen dat men met 'niets' weldegelijk 'iets' kan maken. Nog mooier is, dat we er al lang mee werken. Men kan een schijnwereld laten draaien op het niets! Dat is dus duidelijk bewezen.

Toen ik kwam met mijn vraag om uitleg over de naam in kleine letters en hoofdletters, werd het antwoord ontweken veelal in de pers, overheidsinstanties, justitie en gespreksgroepen. De wereld van illusie is compleet en duidelijk bewezen.

Uit de verschillende voorschriften, wat betreft de naam in hoofdletters te schrijven, bleek dat het werkelijk vanuit één hoek kwam waar weinig mensen het zouden verwachten. De leiders van de vele landen op de wereld hebben via hun genootschappen duidelijke regels opgelegd gekregen. Dit is niet iets van afgelopen eeuwen, maar gaat door naar waar de vele Koningen en leiders die zich lieten leiden door kerken en genootschappen. Nu pas duikt er een persoon op die beweert de enige ware taal te schrijven in de correcte vorm. Mijn puzzel viel kort daarna compleet op zijn plaats.

Deze heer Miller lanceerde zijn Syntax Grammar voor over 5000 talen op deze wereld. Hij is de man die elke taal in de juiste vorm kan plaatsen. Grote machtige mensen als president Obama, Koningin Elisabeth, Koningin Beatrix, land China, Australië en Wales lieten direct de meest belangrijke stukken van hun land 'herschrijven'. Plotsklaps vielen deze landen onder andere regels en wetten. Joachim Gauck, de president van Duitsland lanceerde zelfs dat Europese landen Engels moesten gaan praten! Maar wat blijkt? Er zijn maar weinig mensen die het doorhebben wat er nu gaande is. Zaken worden bewust in het belachelijke getrokken maar de machtigen der machtigen hebben de zaken al geheel geregeld.

Door het omzetten van de belangrijkste documenten werd er wereldwijd juridisch een machtswisseling veroorzaakt en zelfs vele kaarten geschut naar de manier zoals de nieuwe wereld het wilde. Alle oude contracten, overeenkomsten zelfs patenten, zijn juridisch ongeldig mits ze in de nieuwe structuur geschreven zijn! Dat wil zeggen dat vele patenten, contracten enzovoorts juridisch niet meer te verdedigen zijn!

Koning Alexander liet al meteen weten dat er veel zou gaan veranderen. Obama doet nu zaken op zijn eigen houtje en vele kopstukken verdwijnen van het toneel omdat ze zogenaamd 'te oud' zijn. Maar vervang 'te oud' maar met 'dat ze veelal met de zaken niet eens waren of hun macht verloren hebben'. Allemaal worden ze met zwijgplicht naar huis gestuurd.

Zelf hele machtige mensen en ex-bestuurders worden nu eensklaps juridisch vervolgd of veroordeeld.

De 'nieuwe wereld' is sinds eind 2012 van kracht geworden. Met gevolg dat vele landen nu financieel, economisch maar ook juridisch aan het wankelen zijn. Het mooie is dat dit allemaal gebeurt in de wereld van 'illusie' in de wereld van het 'niets'. Angstvallig wordt veel verzwegen en heel wat mensen hebben geen weet of willen het niet weten. De tekenen van dat men de mensheid drastisch zou terugbrengen is nu compleet gelegaliseerd. Er zijn geen strafrechtelijke gevolgen meer voor diegenen die mensen massaal gaan vernietigen. Alles is volgens de wet, die geschreven is in de juiste Grammar, vastgelegd. Deze woorden en het gevolg daarvan had ik aan heer Miller gemaild en kreeg daarop zijn verward antwoord die ik reeds eerder geplaatst heb. Het is zijn antwoord op wat ik aan hem heb voorgelegd en waar hij geen energie vrij gaf en zo geen frequentie zette. Een duidelijke wereld die in het niets aan het werken is.

Uit zijn manier van handelen en schrijven is niets van gevoel terug te vinden. Daardoor heeft hij meteen zijn bedoelingen laten zien. Want zodra deze man en zijn organisatie buiten de speeltuin van een rechtbank bevinden, is er iets wat hen nietig en klein maakt en dat is hun energie die dan totaal verdwenen is. Waar hij zonder steun van zijn rechtbanken op een niets terugvalt. Dat is omdat zijn leven in rechtbanken geleefd wordt.

Het is frappant te zien dat de 'machtigste rechter op aarde', zoals hij zich noemt, bestaat uit een minimum aan energie en weinig betekenis heeft in het geheel van de mensheid. Dit zien we bij vele grote leiders die op hun plaats zijn gezet door alsmaar dezelfde macht. De macht die zij nu als ultieme poging via juridisch steekspel en in veranderde juridische talen (elk land in hun eigen vorm), proberen vast te houden.

Zo zie je dat men met een 'illusie' of het 'niets' een complete mensheid kan beïnvloeden en zelfs domineren. Wat Mao, Stalin en Hitler niet is gelukt, denkt men nu wel te gaan verwezenlijken. Onze Verichip, manipulaties, regels en het elimineren van vele mensen en het verschonen van de mensheid heeft nu geen wettelijke gevolgen meer. Men meent nu de ware sleutel gevonden te hebben. In de nieuwe wereld is vrijwel alles gevrijwaard.

Toch is het een geweldig moment geweest toen de puzzels in elkaar vielen en ik, van boven af zag, wat er achter dit alles zit. De vele personen die ook dit onder een complottheorie wilden gooien, wil ik wijzen op alle omschrijvingen in de diverse woordenboeken. Ook wil ik hen erop attenderen dat zelfs de wetenschap bevestigd heeft waar ik het hier over heb. Het 'niets' is 'iets' en met het niets, is veel te bereiken in de ietswereld. Het tastbare is wat de mens kan pakken en alles draait om deze iets, wat we dus duidelijk als niets kunnen bestempelen. Het niets heeft juist de grote kracht om ruim 7 miljard mensen te voeden en op de aarde te houden in een of andere vorm van een heerschappij.

Juist nu zien we dat overduidelijk bewezen is dat men meent het 'niets' te kunnen bezitten. 'Meent' schrijf ik en daar gaan we zeker nog op terug komen.

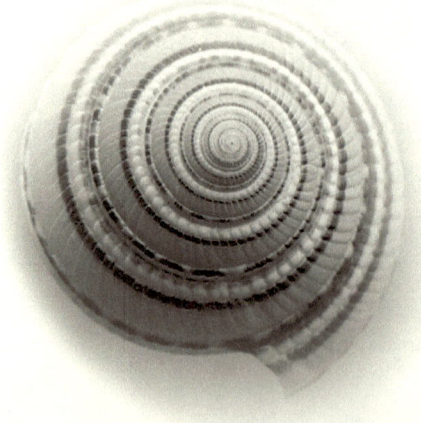

-15- Persoonlijke ervaringen in de energiewereld

We gaan weer even duiken in het 'niets' en laten we de huidige situatie even voor wat het is. De huidige situatie is niet waar we ons werkelijk op moeten concentreren want dat is juist wat deze groep wil. Er moet vrees, angst, en haatgevoelens gecreëerd worden om zo via vernieuwde regels mensen te binden aan het systeem. Juist, dat is wat er **niet** moet gebeuren. Hun kracht ligt alleen maar in het geld, regels en de rechterlijke macht. Maar er is een macht die veel sterker is en niet door hen te controleren. Daarom wil ik in dit hoofdstuk enkele van mijn persoonlijke ervaringen met het 'niets', met je delen.

In mijn eerdere boeken had ik het over de kracht die vrijkwam toen een straaljager recht op ons huis afkwam maar enkele meters daarvoor omhoog en zo bij de buren terechtkwam. Ik heb ook geschreven over wat ik niet had mogen doen. Het ingrijpen in zo'n actie is niet wat er eigenlijk mag gebeuren in de energiewereld. Of… was het juist een teken vanuit deze wereld?

Ik heb ook toen het verplaatsen van grote blokken beton beschreven en het verdwijnen van een verlamming, door problemen in mijn rug, in enkele seconden. Ook daar weet ik met energie te werken. Net zoals ik de levens (energie) kan zien van de vele mensen om me heen. Maar ook net zoals ik mensen zou kunnen helpen in het verdwijnen van ziektes. Zaken die op de rand liggen van wat mag en wat niet mag.

De energiewereld heeft een duidelijke lijn en die is dat je, je niet mag inmengen in andermans leven maar ook geen voorvallen veranderen of 'aanpassen'. Zoals je ziet lijkt het er op dat ik deze lijn al wat keren heb overschreden. Daardoor is mijn leven steeds moeilijker geworden als mens, puur omdat ik steeds meer 'zie' en steeds meer verder weg trek van dat menselijk leven.

Ik ga een kleine update geven wat er nog meer zoal op mijn pad is gekomen.

- 2006

We betrokken een nieuw huisje buiten de stad in de binnenlanden van ons eilandje. Het huis heeft vele bewoners in het verleden gehad en al snel bleek dat buiten mijn vrouw en ik er nog vele onbekenden om ons heen leefden. Ze lieten het duidelijk merken.

Op een gegeven dag werd de achterdeur open en dicht gedaan terwijl mijn vrouw en ik in de woonkamer zaten te praten. Zonder enige aanleiding opende de onderkant van deze deur. Het is een deur in twee delen waarvan het bovendeel al open stond. Je zag verder niets dan een deel wat open ging en weer netjes sloot.

Ook zat ik eens alleen buiten op het balkon en hoorde dat een van onze zitkamerstoelen zich verplaatste. Even later werd de stoel weer netjes teruggezet nadat ik diegene die dat deed erom vroeg. Niemand was verder in het huis en mijn vrouw was die middag weg.

We hebben een bakje met geluksnoten in onze logeerkamer. Mijn vader was overgekomen vanuit Nederland. Ongeveer na een week vertelde hij ons dat elke avond iemand aan het schuiven was met de noten in dat bakje. Hij zag zelfs een gestalte, al was zijn gezicht moeilijk te herkennen. Hij hoorde hem avondenlang de noten verplaatsen. Pas toen we mijn vader vertelde dat hij aan 'Robert' (de man die vroeger in die kamer sliep en overleden was) moest vertellen dat hij hem met rust moest laten, bleef hij, Robert, weg.

- 2007

Onze slaapkamer heeft geen gordijnen en de ramen waren niet gesloten. Rond 2 uur die nacht werd ik wakker en keek naar buiten. Het werd zeer licht en er kwam een zogenaamde vallende steen fel opgelicht naar beneden van links naar rechts. Dat nog geen 10 meter van onze raam vandaan. Ik dacht eerst aan een kleine meteoriet maar hoorde geen inslag (ramen waren open) noch een geluid. Ook kon ik niets vinden die ochtend toen ik op onderzoek uit ging. Er was geen inslaggat te vinden, noch enig bewijs van wat er gebeurd was.

- 2009

Door het zien van alles om ons heen als energie, is het elke avond prachtig om naar buiten te kijken. De heuvels zien eruit als opgloeiende energie maar ook de energielating tijdens zonsondergang is een geweldig mooi schouwspel.

Op een dag dat ik dit schouwspel wederom aanschouwde, gebeurde er iets heel vreemds. Iets wat ik nog niet eerder had gezien of beter geschreven, opgevallen was. Op één plaats gingen vele energiebronnen in de vorm van bolletjes naar boven en het was een aparte gewaarwording. En dat allemaal enkele honderden meters verderop. Maar ook een vreemd gevoel kwam er in me op. Ik was alleen thuis en vertelde later die avond mijn vrouw het voorval. Het was een geweldige ervaring. 's Morgens vroeg kregen mijn vrouw en ik een boodschap van iemand uit onze buurt; Een van hun familieleden was gestorven. Wat bleek, hij was gestorven op die tijd en die plaats waar ik die vorige avond die bolletjes naar boven zag gaan.

- 2011

Op een gegeven moment toen mijn vrouw en ik buiten zaten, zagen we een zeer helder licht van west naar oost gaan over de gehele horizon. Het was rond 10 uur en het leek op een zeer sterke laserstraal met witlicht. Het bleef vrij lang aanhouden en het was zeker niet een vallende meteoor of een of ander projectiel. Het licht was duidelijk overal zichtbaar. Ik heb melding gemaakt bij de Meteorologische dienst, Defensie en Politie. Niemand wist wat het was en waar het vandaan kwam. Het licht kwam vanaf de heuvels genaamd Westpunt en verdween de ander kant. Het was een lichtlijn wat zeker enkele kilometers lang was.

- 2012

Er was midden in de nacht hevige ontladingen rond ons heen. Veel licht en af en toe wat harde klappen. Er was nauwelijks regen en zo kon ik, zoals ik veelal doe met onweer, uitgebreid alles bekijken. Buiten zittend zag ik maar enkele wolken en verder een zwarte hemel en zelfs sterren. Toch waren er grijze gedeeltes wat leek op lichte bewolking. In de grote open gedeeltes kon je heel duidelijk zien dat er objecten zich langzaam dan weer snel verplaatsten. Er waren verder twee veel grotere objecten waar de vele kleinere objecten vandaan kwamen. Als die kleine objecten ver genoeg van elkaar waren, kwamen er heftige weerlichten naar de diverse objecten toe. Dat, met af en toe een bliksem naar de grond! Na enkele flitsen verdwenen de kleine objecten en kwamen er nieuwe objecten uit het grotere gevaarte. De lichtflitsen waren gewoon te voorspellen tussen welke objecten ze zouden oplichten. Bij navraag aan de diverse instanties; geen respons en geen weet van iets.

Hetzelfde gebeurde de dag daarna en het was nog maar rond 9 uur in de avond. Ik heb toen de objecten aan mijn vrouw laten zien en wederom kon ik voorspellen waar de weerlichten, die elke keer ergens anders opkwamen, verschenen. Die dag was buiten de vele kleine objecten, nog maar 1 groot object waar te nemen. Zonder enige bewolking was het een hevig onweer zonder regen maar met veel ontladingen!

- Door de jaren heen

Zolang we wonen op deze plaats, zijn er vele lichtkoepels te zien richting het noord / westen (Westpunt) van het eiland. In die omgeving zijn er geen grote lichtbronnen zoals in de stad, ook geen grote gebouwen / vuurwerk of andere lichtgevende voorwerpen. Toch zie je regelmatig veel licht wat na een tijdje weer verdwijnt. Het is meerdere malen scherper dan welke lichtbron dan ook en een antwoord op dat verschijnsel is er ook nooit gegeven.

Onder ons huis is er regelmatig gerommel te horen en na metingen blijkt een grote grot aanwezig te zijn, juist op de plaats waar dit huis staat. Vanuit die grot komen soms vreemde energieën vrij en die worden door mij niet altijd als prettig ervaren. Helaas is het moeilijk om daar meer duidelijkheid in te krijgen daar men nauwelijks weet wat de bodemstructuur van het eiland is.

Nu heb ik enkele nieuwe gevallen weer vrijgegeven en ik verwacht geen antwoorden. Voor vele zaken kan ik het antwoord zelf wel invullen wat voor jou niet interessant zal zijn. Wat ik met deze gevallen aan wil geven is, is dat zelfs op ons kleine eilandje vele vreemde zaken zich voordoen. Dat mijn vrouw en ik ze zien en voelen is omdat we dicht bij de natuur staan en 's avonds veel buiten zijn.

Nu kom ik op het punt wat er momenteel dus gaande is.

Hoe ver kan men gaan om een wereld om zichzelf aan te passen en die zelfs te veranderen?

We weten dat er vele experimenten gedaan worden en dan is een derde wereldlandje, zoals dit eiland Curaçao beschreven staat, een perfecte plaats om zaken uit te proberen. Daar komt nog bij dat we internationaal perfect liggen, namelijk tegen de grens van Venezuela wat niet bepaalt een vriendje is van de westerse systemen. Het mooie van hier is, is dat de lokale regering niet de knowhow heeft om zaken goed te verzwijgen. Ik kan simpel door bezoeken af te leggen en brieven te schrijven vrij eenvoudig meer te weten komen over het reilen en zeilen van dit eiland. De kracht die de grote machten hebben is er hier niet. Maar de handelingen zijn er wel en die zijn op te pakken en simpel te plaatsen in de algehele puzzel.

Door de kracht die de energiewereld heeft en de mogelijkheid die ik heb om deze op te nemen en te zien, zijn vele zaken een openboek voor mij.

Energie is niet te verbergen, laat staan ontkennen of verzwijgen. Door het lage energieniveau op dit eiland zijn er zaken gemakkelijk te doorgronden, al liggen vele antwoorden bij andere landen. Dit eilandje is mijn poort in het geheel, een poort die overigens overal is te creëren. Dat omdat de poort van de maatschappij ook nog eens in een illusiewereld hangt en werkt.

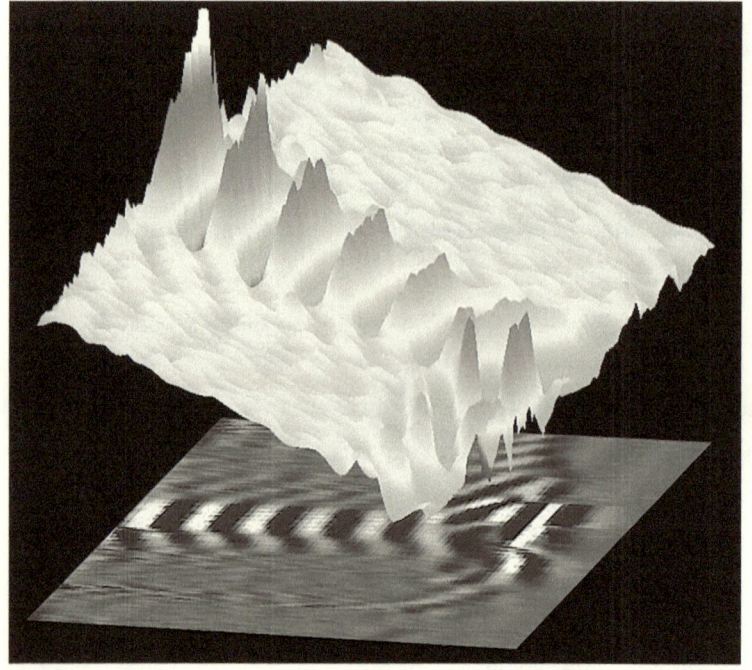

Frequentie

-16- Wat zit achter ons leven

We hebben dit al ruimschoots beantwoord en ik heb zelfs laten zien wat er in ons menselijk leven gaande is. Ik ga toch nog wat zaken even doornemen die ik belangrijk vind voordat we gaan praten over wat we kunnen doen om deze wereld weer op menselijk niveau te brengen.

Laten we met de huidige werelden van illusie beginnen

In de huidige werelden werken we met 95% automatisme (onderbewustzijn) en met 5% rationalisme (direct inhaken). Dit percentage is verschrikkelijk als men weet dat men dus zichzelf compleet in een 'robot mode' heeft gezet en veelal bang is veranderingen aan te brengen. Je ziet het overal dat mensen onprettig reageren zodra je anders denkt of een verandering gaat aankondigen. 'Het is zo toch goed, laat het zo'. Dat het beter / anders kan, daar willen ze niets van horen.

In de wetenschap is op die manier een vastgeroeste theorie al honderden jaren nog steeds de standaard. Maar ook in de wetten en regels zien we alsmaar dat men zeker niet flexibel is.

'Hersenen maken materie'

Het is een regel die in de huidige wereld niet erg welkom is, of waar mensen bang zijn om over te praten. Toch zegt men 'als je echt iets wilt bereiken dan gaat het ook komen'. Je gedachten worden werkelijkheid, je dromen komen uit. Dat alles is mogelijk omdat men duidelijk in een wereld van illusie leeft en zo weet de illusie om zich heen aan te passen en werelden aan te passen of zelfs geheel om te gooien.

Het is niet de werkelijke wereld die reageert op deze vorm van gedachten maar het zijn de schijnwerelden die je anders laten zien en zo deze zaken om je heen creëren. In de ware energiewereld is elk energiedeeltje hetzelfde, het gaat alleen zich verweven waar het nodig is. Net zoals de cellen die zonder voedingsbodem zelf hun eigen voeding creëerden en door gingen met waar ze bezig waren.

De energiewereld is zo opgebouwd dat deze niet afhankelijk is van enkele energieprikkels. Valt een deel uit, bijvoorbeeld prikkel aarde, dan wordt dit per direct overgenomen door een ander deel in het geheel. Op die manier is onder andere elke ziekte aan te pakken maar daar gaan we later nog op in.

Ik ga even wat anders belichten.

Ga ik even het getal 1.618 belichten. Het getal waar de gehele wetenschap hun 'weten' in- en aangekoppeld heeft. Even de boeken er weer bij halen.

PHI = De gouden ratio in wiskunde, kunst en architectuur.

$\frac{1+\sqrt{5}}{2} \approx 1.61803398874989484820458683 4\ldots$

De gulden snede, ook wel de verdeling in uiterste en middelste reden genaamd, is de verdeling van een lijnstuk in twee delen in een speciale verhouding. Bij de gulden snede verhoudt het grootste van de twee delen zich tot het kleinste, zoals het gehele lijnstuk zich verhoudt tot het grootste. Geven we het grootste deel aan met a en het kleinste deel met b, dan is de verhouding van beide zo dat a : b = (a+b) : a.

De bedoelde verhouding a/b wordt het gulden getal genoemd en aangeduid met de Griekse letter φ (phi); zoals hieronder aangetoond wordt, geldt:

$$\varphi = \frac{1+\sqrt{5}}{2} \approx 1{,}618$$

Hoewel de wiskundige eigenschappen van de gulden snede al in de oudheid werden bestudeerd, dateert de term "gulden snede" pas uit de jaren 30 van de 19e eeuw.

<u>Maar we hebben de gulden snede ook in de natuur.</u>

De lengte van een groot blok ten opzichte van een naastgelegen kleiner blok is de gulden snede, hierin is een logaritmische spiraal getekend
<u>De Fibonacci spiraal, gebaseerd op de rij van Fibonacci</u>

De gulden hoek (ongeveer 137,5°) is de hoek die een cirkel volgens de gulden snede verdeelt. In de natuur zien we die hoek terug in delen van bloemen zoals bloemblaadjes, zaden en kelkbladeren.

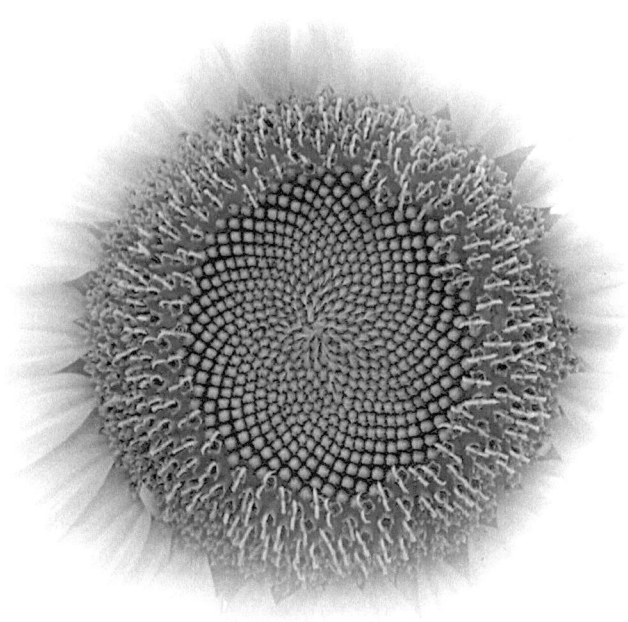

Dergelijke bloemdelen groeien uit stukjes weefsel die ontstaan op een vaste plaats, bijvoorbeeld bloemblaadjes die ontspringen in het hart van een bloem. Om optimaal zonlicht te kunnen opvangen is het belangrijk dat de blaadjes allemaal een andere kant op groeien en zo een schijf vormen. Als elk blaadje een gulden hoek met zijn voorganger vormt, wordt de schijf het efficiëntst gevuld. (Vergelijk dit bijvoorbeeld met een zeer inefficiënte hoek: 120°. Het vierde blaadje groeit in dat geval op precies dezelfde plek als het eerste blaadje, het zevende ook, enzovoort. Er ontstaan dan drie pakketjes van over elkaar heen groeiende blaadjes, op 0°, 120° en 240°.)

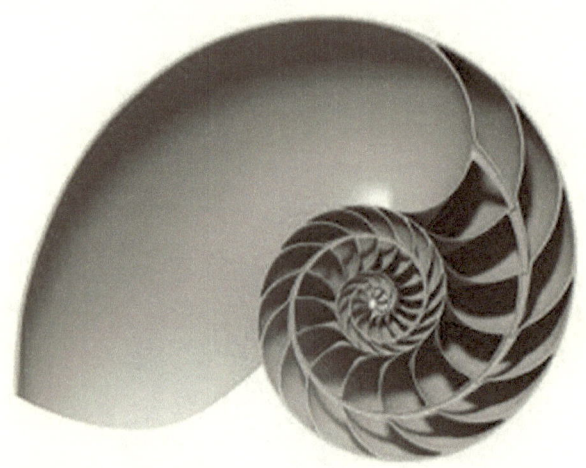

Een populaire theorie die iets vergelijkbaars beweert over de schelp van de nautilus, blijkt bij na meting niet te kloppen. De logaritmische spiraal die door deze schelp wordt gevormd heeft een hoek van 107,04°, een hoek die noch met de gulden hoek noch met de gulden driehoek in verband valt te brengen.

Je weet, ik ben huiverig voor cijfertjes zeker als men meent zaken mee te kunnen verklaren. Doch deze cijferreeks zien we overal opduiken en velen zweren bij deze reeks. Er zijn zelfs mensen die het gehele leven kunnen verklaren met deze 1.618 cijfers genaamd PHI! Erg knap lijkt me dat, maar via de energie gezien, eerlijk gezegd, erg bekrompen. Door deze cijferreeks menen velen uit de maatschappij dat ze de bron van het leven gevonden hebben. Ze rekenen zich suf en komen met harde schijven vol met informatie. Helaas, de energie kan dan wel een structuur hebben maar geeft zijn geheimen niet vrij via wat cijfers, laat staan theorieën. Het is de frequentie die hierachter zit en dat is dan de energie die dit teweeg brengt. Dit zullen we nog uitgebreid gaan belichten in de hierna volgende hoofdstukken.

We hebben het al wat keren aangehaald; 'onze manier van denken is de manier zoals we alles zien'. Daar is ons menselijk leven aardig mee beschreven. We spelen met illusies en we leven in deze illusies. Gemakkelijk voor onze psychologen om dan even de beelden wat te veranderen. De trein gaat dan vanzelf weer rollen.

Hetzelfde ervaren we als we de snelle sprekers zien die je in de illusiewereld stuk voor stuk weten te manipuleren. Ze gaan zover totdat je het zelf helemaal 'ziet' en dan naar gaat handelen! Let maar eens op, hun lezingen zijn lang, soms dagen achtereen en men kan op het einde alleen nog maar informatie laten binnenkomen die dan automatisch op dat moment als realiteit wordt opgenomen. Veelal het eerste uur, zie je dat de huidige wereld bij de deelnemers in verwarring wordt gebracht. Daarna gaan ze het totaal afbreken en dan komt de wereld van deze heer of vrouw.

Het gehele fenomeen 'peppraters' en 'babbelaars' gaan er vanuit dat hun woord verkondigd wordt en hun woord het ware woord is. Inderdaad, er kunnen vragen gesteld worden maar dan zal men altijd zien dat het omgezet wordt naar hun wereld en omgebogen wordt naar hun wereld. Hier hebben we te maken met een soort massahypnose en hoe hele zalen aan de voeten gaan hangen van deze mensen. Men brengt de bezoekers in een hogere sfeer en laat hun daarin diverse eenzijdige informatie in zich opnemen. De huidige wereld is ver weg, ver van hen vandaan. Er mag geen storende factor zijn in die lezingen.

Massahypnose met een gevoel van eenheid en een gevoel van macht. Dat verklaart waarom die bezoekers keer op keer deze praters weer moeten bezoeken om zo in die staat te blijven. De peptalkers / illusiewereld wordt naargelang de menselijke tijd en behoefte, weer teruggedraaid en weer gezet naar je eigen illusiewerelden.

Zo zien we dat ook bij muzikale optredens en grote bijeenkomsten waar de mens in andere sferen komt. Eenmaal buiten de zaal gekomen, weten ze zichzelf niet te plaatsen in die huidige wereld en voelden zich ze vervolgens ook nog dagenlang afgestoten. Ondertussen zijn de boodschappen wel opgenomen en opgeslagen in het onderbewustzijn. Men ziet dan duidelijk dat men in die eerste uren / dagen vreemd reageert of de wereld anders ziet.

Als genoeg mensen zeggen dat groen rood is, gaat men het geloven en ook zelfs verdedigen. Dat maakt de mens werkelijk een slaaf van zijn / haar eigen denken, zien en leven. Ik wil zielig zijn. Je bent en wordt zielig! Ik wil miljonair worden, je wordt miljonair. Volg de weg in je illusiewereld en je zult hem vinden. Allemaal spelingen van een illusiewereld waar de zaken zoals een stoffelijk voorwerp ook nog eens een rol speelt.

Zo zien we mensen die groots denken en handelen, en dan ook nog uit gaan voeren. Ego is dan in optimale vorm en zal er alles aan doen om die 'illusiewereld' in stand te houden. Hoe meer aandacht en groter die wereld des te beter wordt dit ego gevoed. We zien dat bij alle bekende en zogenaamde grootse mensen. Bij hen zie je een vreemde energie om hen heen die ze angstvallig vasthouden. Alle stoorzenders of zaken die dan niet passen in die wereld worden simpel aan de kant gezet door hen zelf of door de vele managers. Het gaat in de vorm van; Ik heb je nu niet nodig maar zodra je weer in mijn wereld past (lees, ik je energie nodig heb) vind ik je wel.

Zo komen we via een hinkstap op dat wij als mensen zelf de chaos creëren die we om ons heen hebben. Doordat we alsmaar onze illusiewereld aan het aanpassen zijn, blijven er net zoals bij een computer, oude gegevens hangen of worden die niet compleet gewist. Die oude informatie gaat dan in vele gevallen tegenwerken met je nieuwe wereld (energie). Dan ga je op het punt komen dat je onbewust vele zaken in je energieën door elkaar haalt. Je weet ze dan niet meer te scheiden laat staan mee te werken.

Wat is er gaande in de menselijke wereld van energie

De eerste 6 jaren van ons menselijk bestaan is zeer belangrijk voor het vormen van de mens. Pas sinds kort ben ik er achtergekomen waarom mijn leven een totaal ander leven is dan menig ander persoon op deze aarde. Mijn eerste 6 jaren heb ik doorgebracht in een afgelegen bos met enkele mensen, maar grotendeels met dieren en de natuur om me heen. Ik was een met die dieren en zij waren mijn vrienden. De wereld in de bewoonde gedeeltes vond ik maar een 'zielige' wereld en met die gedachte ben ik met mijn leven verdergegaan. Ik wist van kinds af aan dat er grotere krachten waren en dat de mensen energieverarmde wezens zijn. De dieren leerden me vele zaken van de energiewereld maar zo ook de bomen, planten en de gehele natuur. Zij waren mijn kameraden en zij behandelden mij als een deel van hun. Dat maakte me wel dat ik creatief mijn zaken kwijt kon, maar onder de mensen altijd als een 'zonderling' bestempeld word.

Het werken met energie was dus niets nieuws en er was geen school / maatschappij die me die 'domme' stof voorhielden. Van de pure energiewereld (voor mijn geboorte) belandde ik in een start als mens (eerste 6 jaren) waar ik mijn krachten in de menselijke wereld kon omzetten. Na deze periode werd ik als een stuk vlees voor de leeuwen gegooid. Scholen probeerden me om te turnen maar dat lukte niet erg. Mijn interesse in dode stof bleef op een minimum en zo heb ik me toch op vele gebieden zelf kunnen ontwikkelen.

Zaken die nu goed van pas komen want door deze perfecte jeugd midden in de natuur, blijf ik zaken anders benaderen maar ook zeker zien. Het 'aardse' en het bekrompen denken is geen optie voor mij en je ziet alles in een geheel, niet als een los onderdeel.

Zo zijn 'tonen' een belangrijk onderdeel van mijn opvoeding geweest. Ik communiceerde via tonen, via gedachten wat allemaal frequenties zijn die via het menselijke deel van mij niet bij de andere bronnen aankwamen en begrepen werden. Ik hanteerde geen taal en in praten was ik ook erg karig. Nu nog zie ik de taal alleen maar om met de mens te kunnen communiceren. Ik praatte niet veel, zeker niet voordat ik met school begon. Praten was niet nodig. Mijn ouders voelden me aan en in de natuur vond ik mijn maatjes.

De mens is zo verarmd geworden in de loop van het bestaan dat zowel hun gevoel als hun vermogen om via frequenties te communiceren vrijwel verloren zijn geraakt. We hebben dan wel miljarden muziekstukken en zeker even zoveel boeken maar wonderwel zijn er maar enkele daarvan die werkelijk iets zeggen in de wereld van de energie.

Muziek zijn golven en werkt met bepaalde frequenties. Muziek zou een geweldig communicatiemiddel kunnen zijn. Maar de muziek is van het bestaan af vervuild met manipulatie en zelfs met het hypnotiseren van de mens. Zeker de huidige muziek die we horen is veelal om de maatschappelijke frustratie over te brengen naar anderen. Haat, nijd, pijn en veel ellende wordt via muziek verspreid. Net zoals een computervirus. Het ziek maken van de mens is eenvoudig te doen door bepaalde frequenties de wereld in te sturen. Die frequenties geven trillingen die zeer negatief op de mens werken en maakt elk mens, met water als basis, ziek. Het is zeer gemakkelijk een mens de zwaarste ziekte over te dragen via muziek.

Even nog. Als we luisteren naar muziek, buiten de negatieve frequenties, horen we ook nog de vreselijke teksten die de wereld worden ingestuurd. Die teksten samen met de tonen die ten gehore worden gebracht completeren het plaatje waarmee de maatschappij bezig is. Daarnaast is dan duidelijk, dat bepaalde teksten niet zo overkomen als dat men ze wil horen. Verder zullen teksten die de leiders van de maatschappij niet aanstaan, tot gevolg hebben dat deze artiesten per direct verdwijnen.

DNA, we hadden het er ook al even eerder over gehad; We hebben een DNA van 46 codes en de huidige mens gebruikt er maar 20 en dat, als hij optimaal functioneert. 26 codes bengelen er maar wat bij volgens de huidige wetenschap en men ziet ook niet werkelijk het nut er van in. Weer zien we dat we als huidige mens in een 'slaap toestand' bezig zijn. Onze hersenen en ons lichaam worden zeker niet voor de 100 % gebruikt. Ons lichaam lijkt er de kantjes vanaf te lopen! Althans, zo ziet het de huidige wetenschap.

Maar in de energiewereld zien we het anders. Elk deeltje in je lichaam is nodig. Is het niet om het lichaam in stand te houden dan wel om het lichaam verder te brengen in het leven. Elk deel van je machine is daarbij nodig. Dat maakt dat beschadigen of zelfs verwijderen van delen van dat lichaam zo riskant. Natuurlijke delen zijn te missen en het lichaam vindt wel een weg om het verlies in te vullen. Maar je machine draait niet meer zoals hij had moeten draaien. Het inmengen via operaties maar ook via medicijnen in je leven, is alleen je proces van leven vertragen.

Lees goed, want ik bedoel niet dat je langer gaat leven. Zelfs bij het medisch ingrijpen bij een hartaanval, laat het je geen minuut langer leven. Het leven is al lang vastgelegd in de energiewereld. Ga je verder met de vele hulpmiddelen, dwaal je steeds verder af van de energiewereld. Jouw missie zit erop op het moment van die hartaanval. Deze impuls is nodig voor het grote geheel. Leven voltooid, next! Klinkt hard, klinkt vreemd maar het inmengen in het leven heeft ons mens juist zo kwetsbaar gemaakt.

In de energiewereld is elke menselijke seconde, een komen en gaan van energie. Niemand die treurt, niemand die zich durft af te vragen; waarom nu en waarom ik? Overigens, er bestaat geen 'iemand' of 'niemand' in de energiewereld want het is een collectief geheel waar alles elkaar in stand houdt. Zo zou de mens zich moeten houden aan de wetten van de energiewereld en die geeft duidelijk aan dat je, je lichaam kunt genezen via de natuurlijke weg. Namelijk een lichaam is niet bedoeld zijnde een machine met reserveonderdelen. We doen er van alles aan om het leven te verlengen, maar helaas zijn we dan te zwak voor de energiewereld en daarom zwak voor het grote geheel. Dat maakt voor ons dat we steeds verder vluchten naar de illusiewereld.

Zoals ik al meerdere malen heb geschreven, alle antwoorden zijn om ons heen. Maar we

1.   maken het allemaal (bewust) complex.
2.   snappen de 'plaatjes' niet.
3.   voelen de energie / frequenties niet van wat we zien.

Zaken waar ik ook heer Miller mee confronteerde maar ook anderen die meende 'het' (lees macht) gevonden te hebben. De vele masons hebben onwijs veel tekens, ritualen en regels. Tot in den treure staan ze deze uit te kramen en op te voeren. Ze hebben hun gebouwen overspoeld met alles wat maar symbool is en menen daardoor de macht te hebben die ze zichzelf toebedeeld hebben. Elk symbool is een 'frequentie', elk symbool is een 'geluid'. Het is een plaatje voor de mens maar in werkelijkheid is het de taal van de energie die niet ontvangen kan worden door hen, omdat ze niet het vermogen hebben deze frequenties te ontvangen.

Vele symbolen zijn hier gebracht door andere energiebronnen. Wij mensen noemen het buitenaardse wezens. Ze praten niet, ze schrijven niet en zijn juist in onze ogen superintelligent. Waarom houden ze ons alsmaar 'plaatjes' voor? Plaatjes zijn in de energiewereld universeel en stralen een bepaalde frequentie uit. Nu, dat is wat we over onze aarde alsmaar zien. Oude / nieuwe afbeeldingen en we gaan er verhaaltjes bij verzinnen. We laten deze plaatjes niet hun frequentie uitstralen en hun verhaal vertellen!

Dat komt omdat de mens dood is in zijn communicatie, zeker in de communicatie vanuit de energiewereld. Mensen weten niet te werken met gevoel, zeker niet met frequenties in hun leven.

We hebben ons 'doof' laten maken door onzinnige talen, onzinnige muziek, onzinnige frequenties van zelfdestructie. Ook de vele plaatjes worden niet begrepen, noch door de masons noch door de wetenschap. Ze zien deze symbolen, interpreteren ze, maar dan is het einde verhaal. Er zijn naast die plaatjes vele boeken geschreven. Allemaal alleen door mensen, want mensen kunnen helaas alleen op die ene manier communiceren. Die boeken zijn allemaal geschreven op die manier zoals die persoon het zag en mocht weergeven. 'Zag' in zijn illusiewereld en 'mocht' wat zijn toenmalige leiders hem opdroegen en toelieten. Boeken waar wel hints in kunnen staan die onbewust erin geslopen zijn, maar hints die niet ontvangen kunnen worden heden ten dage. Want we lezen de woorden, zien de zinnen en de plaatjes maar kunnen ze niet voelen.

Het is een belangrijk gegeven wat ik hier nu gezet heb. Mensen zien een illusiewereld, werken en leven in een illusiewereld en hebben dan ook nog een handicap, dat ze het gevoel niet kunnen gebruiken zoals men in het universum en zijn energiewereld te werk gaat. De mens heeft een groot handicap wat hem een buitenstaander maakt van het geheel. Het is zo erg nog niet dat ze in een eigen gecreëerde wereld leven. Want de energie, de frequenties en het geluid van de ware energiewereld kan men niet aan. Dat zien we ook als de mens te ver gaat in de wereld die hij niet begrijpt.

Zoals ik al schreef, men werkt veel met hoogbegaafde mensen om macht te krijgen in het geheel. Maar dat kan en zal nooit lukken. Omdat zelfs bij de hoogst begaafden onder ons, hun kennis en gave niet zullen blijven aanhouden als het niet past in de totale energiewereld. Het mooie van de energiewereld is dat het een 'totale bron' is en alles elkaar in evenwicht houdt. Een gezwel wordt opzij gezet en elk negatieve invloed op het geheel wordt afgeschermd. Afgeschermd tot het zichzelf vernietigt. En in dat gezwel leven wij.

Kunnen we ontsnappen?

Ja, dat is mogelijk maar dan zul je de regels moeten volgen van de energiewereld. De regels waar het geheel op draait en die kan men alleen volgen als men open staat voor die energie. Regels die zeggen dat er geen misbruik mogelijk is maar ook dat alles collectief moet gaan.

Als menselijk machine zien we dat we allemaal bronnen zijn. Motoren, die een voor een energie opwekken en energie delen. Lang is ons voorgehouden dat onze hart puur een pomp is om het bloed door onze lichaam te jagen. Wat blijkt nu in de modernere wetenschappen? Dat onze hart niet alleen een pomp is, maar ook de magneet is die alles op gang houdt! Onze hersenen reageren op die impuls en naargelang wat de energie-impuls is, werken onze hersenen naar wat ons hart aangeeft.

Ik hoor je al denken, die mensen met een kunsthart, die met een ander hart van een ander persoon? Juist, hoeveel malen hoort men niet dat de persoon met een hart van een ander niet meer de oude persoon is? Een kunsthart zal wel het lichaam van bloed voorzien maar niet de impulsen geven. Wat je hebt, zijn verwarde en verstrooide mensen want andere energiebronnen moeten de hersenen gaan overnemen. Energiebronnen die daar niet voor bestemd zijn.

Zo hebben we een beetje een overzicht waar wij mensen in verzeild zijn geraakt. Een wereld geheel vervormd en een wereld die met een speldenknop kan verdwijnen. Nu, die speldenknop gaan we nu bespreken.

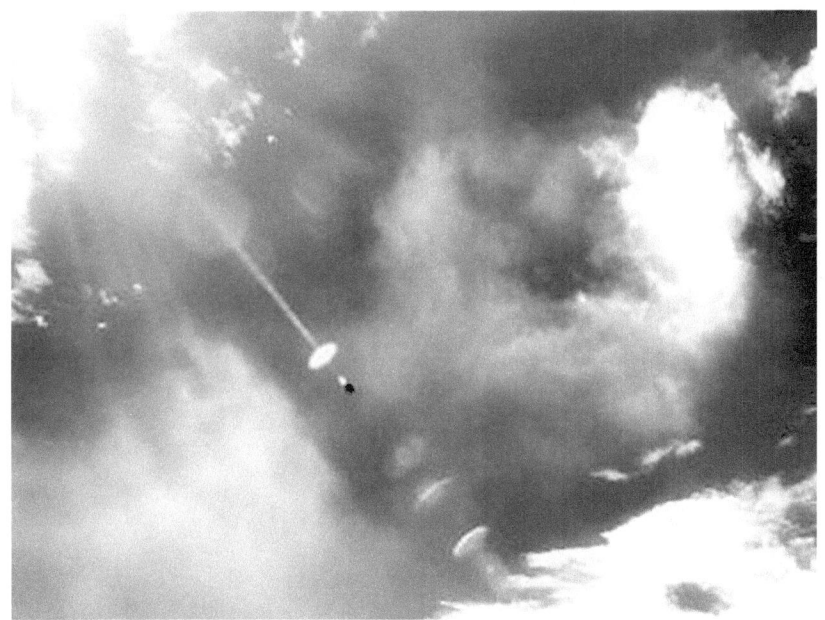

Foto: M.J. van Drunen

Deel 2

Wat kunnen wij doen

-17- Recapitulatie

Wat kunnen wij op een simpele manier doen
als bewoners van deze planeet?

We hebben nu volop gepraat hoe mensen zaken zien en beleven. We horen verklaringen over en weer, maar wat kunnen wij doen?

Om hier op in te gaan, gaan we eerst even recapituleren wat er allemaal gaande is in de huidige wereld.

We leven met ruim 7 miljard wezens op één planeet. Velen geloven in een of andere god en ze geloven ook in de politieke spelletjes die er gespeeld worden. Daarnaast zien we dat er bepaalde groepen zijn die de macht nemen en er is zelfs een absolute top die al gaat naar de 102 graad mason. We weten dat de masons met hun topmensen menen te moeten bepalen, wat er moet gebeuren in de huidige wereld. Dat alles gebeurt dan zogenaamd in opdracht van een hogere macht. Die hogere macht menen wij te kennen als zijnde Anunnaki. Wezens vanuit de ruimte die de mens gecreëerd hebben.

Met deze beschrijving zien we, dat we steeds verder gaan en zelfs de ruimte erbij betrekken om zo ons vreemd gedrag te verklaren. We waren slaven om goud te zoeken want daarvoor waren (en zijn) de Anunnaki hier. Ze zijn hier nog steeds rijkelijk aanwezig want we hebben hun genen. Heel mooi en allemaal geloofwaardig. We hebben zelfs bewijzen ten overvloede volgens velen. Ook dat is allemaal geweldig en is geen probleem. Maar snapt men dan niet dat we praten over een energie? Of is het zo dat we niet mogen weten, dat het over een energie gaat? Mochten we dat door gaan krijgen, wil zeggen dat een werker op het veld net zo machtig is als de hoogste graad van de mason! En dat, ja dat is wat we niet mogen weten, laat staan ermee werken.

Aangenomen wordt dat bij het creëren van het menselijk ras, van dag één al ingedreund is dat zij slaven zijn en geen krachten bezitten. Het ras mens is van nature een slaafs wezen. Het zijn die organisaties die menen de mogelijkheid te hebben om ons zogenaamd te redden en ons te beschermen. Niets van dat alles is waar en de masons en hun mensen zijn niets anders dan menselijke machtshebbers, zoals jij en ik, die met mensenlevens spelen. Ook zij zijn een poppetje van het geheel en gedragen zich als poppen aan een touwtje zoals de absolute top het wil.

Maar wat hebben we momenteel?

- Het opleggen van de 'Verichip'.
- De creditcards / paspoorten en andere kaarten die nagaan wat je gedragingen zijn.
- De portabel telefoons die niets anders zijn dan om na te gaan waar je zit en hoe je gedrag is, maar ook om mensen ziek te maken.
- 9/11 door president Bush ontketend en zo vele moorden op zijn naam heeft staan.
- Hetze tegen terrorisme terwijl het terrorisme vanuit Amerika zelf komt.
- Het laten vervallen van alle contracten, constituties rond de wereld.
- 'Chemtrails' over de gehele aarde.
- Testen met ufo's, wat afgedaan wordt als 'drones'.
- De banken die een vuile taktiek hanteren om zo mensen hun leven te bepalen.
- Uw werkgever, die meer dan het uiterste vraagt van u.
- 'Monsanto' die alles wat voedsel is, vergiftigt.
- Het vergiftigen van drinkwater door fluoride- en zoutzuurhoudende stoffen.
- Het bespuiten met gif van voedsel.
- Genetisch gemanipuleerd voedsel.

Kortom, ons leven wordt bepaald door een select groepje mensen

Nu lijkt het voor vele mensen dat we op het einde van de wereld zijn beland. Het is juist interessanter, we zijn beland op het deel waar er iets groots gaat gebeuren. Al die mensen die nu alle moeite doen om ons te bezitten en alles te bepalen, laten dagelijks steken vallen. Zij zien dagelijks dat de door hun bemachtigde macht, weer door hun vingers aan het glippen is zonder dat ze er iets aan kunnen doen. Ze worden duidelijk onvoorzichtig.

Hoe dat mogelijk is, is gewoon heel eenvoudig.
Wat we zien om ons heen;
- Geweld
- Ziektes
- Pijn
- Geld
- Macht
- Geloof
Zaken die de wereld nu maken zoals hij nu is.

Gaan we het rijtje nog even langs maar dan kijken we vanuit de energiewereld.

'Geweld' is er alleen als er een tegenstander is. Bij elk gevecht behoort er een tegenstander te zijn. Geen tegenstander geen geweld.

'Ziektes' bestaan er niet in de energiewereld. Het is simpel een verstoorde energie. Er zijn eenvoudige methodes om welke ziekte dan ook in je leven aan te pakken en te vervangen met gezonde energie.

'Pijn' is wat je zelf creëert en wat je zelf kunt aanpakken. Pijn is een 'teken' vanuit je eigen energie, een teken dat er iets niet klopt. Dat is dus aan te pakken en om te zetten in gezonde energie.

'Geld' is een middel om mensen te onderdrukken. Geld is ontstaan om van mensen algehele slaven te maken. Dat, door diegene die meent dat de wereld draait op geld. Door niet of zo min mogelijk met banken te werken, is er geen vat op je. Kredietkaarten zijn niet nodig en zodra je het geld, wat je nodig hebt om verder te gaan, buiten deze instanties houdt is er een wereld die men niet kan controleren.

'Macht' is wat jezelf toelaat. Als mede energie heb je zeker zo veel kracht als alle andere wezens om je heen. Het probleem is, hoeveel macht geef je uit handen en laat je nemen door derde.

'Geloof' is een hoek die menen de wereld te bezitten. Kerken, moskeeën zijn plaatsen waar men de energie van mensen zwak maakt. God is geen persoon, god is een energie die in elk wezen zit. God is niets anders dan je eigen energie. Energie die je moet beschermen.

Zo is geloof ook niets meer dan een verlengstuk van de politieke wereld en is een wankel illusionair wereldje net zoals het monetair systeem, met ons, burgers, onder aan de trap van de algemene macht. Maar hoe hoger men komt, en dat wordt bij de mason nog gemeten aan IQ en aan hoe men mensen weet te bespelen, des te meer zij bang gaan worden voor het onbekende. Want ook daar krijgt men zijn opdrachten en dat gaat niet meer over geld en macht maar over het totale plaatje aarde.

Men is bezig om de aarde één regering te geven, mensen weer verder te onderdrukken en zelfs uit te roeien. Dat, omdat wij als wezens niet erg belangrijk zijn in hun ogen. Het enige wat nog trekt is onze genetische samenstelling. Er is zich een 'next step' aan het ontwikkelen en dat hebben we in de evolutie van de aarde al meerdere malen mee moeten maken. Alles volgens een plan en helemaal niet gekoppeld aan wat Moeder Aarde werkelijk met ons wilde bereiken.

-18- Maar waar gaat het werkelijk om?

Simpel, onze energie is belangrijk voor het geheel. Wij zijn een deel van wat nodig is om elders door te kunnen gaan. Ik praat niet over ET of over ruimtewezens, daar stappen we als mens even overheen. Ik praat hier over energie die belangrijk is en waar ik al eens eerder over schreef. Het blijkt dat de negatieve van deze aarde nodig is om als een tegenpool te fungeren in het geheel. Wij zijn een van de 'minnen' in het grote geheel.

Vele mensen komen met verklaringen wat zij meemaken maar ook met vele verhalen die zij weer horen. Bewijzen over het bestaan van de algemene energie zijn er ten overvloede maar veel wordt vernietigd of verzwegen. Mensen die 'meer' zagen worden gehersenspoeld of geliquideerd. Ondanks dat zijn er mensen die naar buiten komen. Deze mensen worden bestempeld als ziekelijk, slechte geest hebbend of zelfs gek verklaard. Mensen die werkelijk te veel weten worden simpel weg vermoord.

Nu komen we op het punt dood, wat ik ook al in het boek 'Dood is dood' beschreven heb. Dood is geen dood en dood is een stoffelijk lichaam wat ophoudt met functioneren. De energie gaat verder, gaat door waar het nodig is. Zo zeg ik altijd; men kan mij vermoorden, mijn werk zal door blijven gaan. Maar de dood is waar de meeste mensen bang voor zijn. Het vermoorden van iemand ziet men als een einde. Doch, als je ziet wat Kennedy, King, Ghandy, Hitler, Mao en onze popsterren Lennon, Jackson, Houston en Presley nog hebben anno vandaag is omdat ze niet te vermoorden zijn! Hun energie gaat door, hun boodschap gaat verder en de energie, wat krachtiger is dan hun lichaam, die een onderdrukker meent te moeten vernietigen. Ook jouw energie is belangrijk en gaat verder zijn weg in de omgeving waar het actief was.

Even tussen door.

Een mens wordt bewust op een bepaalde plaats van de aarde ge-plaatst. Het is een plaats waar jouw energie dan nodig is. Tegenwoordig ziet men alsmaar dat men zich verplaatst en zich andere woonplaatsen aanmeet. Heel vaak is dat het vluchten van welke situatie dan ook. Vluchten voor wat je al hebt en denkt elders beter te kunnen doen of te kunnen vinden. Dat is waar vele mensen momenteel mee kampen en zich het leven nog moeilijker maken dan dat het voor hen al is. Vluchten heeft geen zin, want waar men ook naar toe gaat of welke plaatsen je, je ook gaat vestigen jouw energie, jouw wereld (illusie) neem je wel met je mee!

Maar om even op de onderdrukking terug te komen. Mensen wor-den bang gemaakt door een kerk (met hun satan), de maatschappij (met hun wetten en geld) en over het algemeen als zijnde ongeneselijk ziek. Mensen worden opgevoed met angst en door angst.

Kortom, waar zijn we bang voor?
Waarom je zo kwetsbaar opstellen terwijl je zo sterk bent?

Als men zou stoppen met geweld te gebruiken en afstand nemen van het monetair systeem, dan ben je sterker dan wie dan ook in de matrix. Een matrix (illusiewereld) die gebouwd is door enkele machtswellusten. Wij leven naar wat zij eisen en opleggen, terwijl niemand een ander iets op kan leggen, zeker niet als het voor eigen belang is. Het opleggen is puur alleen het gebruik maken van andermans energie. Zo is die persoon tot minder toe in staat en diegene die deze energie van je neemt, verspeelt die voor zijn eigen ego te strelen. Er is een gouden regel die men kan han-teren; Waar men ook benaderd wordt, als er geld mee gemoeid is, is het niet voor de energiewereld en het grote geheel. Alles wat rond en voor de energiewereld werkt, is kosteloos en zonder enige dwang.

-19- Komen we toch weer even terug op het woord 'angst'

'Angst' is het woord waar de wereld en zijn systemen op draaien. Men kweekt mensen angst aan en legt hen angst op, om zo deze mensen te kunnen bespelen en toe te eigenen. Angst is de hoofdoorzaak van vele ellende en wordt gretig misbruikt in de maatschappij. Als je dit niet doet, gaat er dat gebeuren en als je dat niet betaalt, zal er dit gaan komen, als, als en als. Als, zijn de eindeloze bedreigingen van het systeem. We hebben dat in hoofdstuk 6 al uitvoerig beschreven.

Met het woord angst komen we op het punt wat een totale wereld kan veranderen. Als men niet bang zou zijn en als men angst niet zijn gang zou laten gaan, heeft het totale systeem geen vat op je. Door angst aan te praten, daalt je energie en je kracht en dat is juist wat men wil bereiken. Door geen angst te hebben, ben je sterk en is je energie optimaal en juist dan zijn vele zaken te veranderen omdat je gelijk, of hoger staat dan diegene die je angst aan wil praten.

En hoe kunnen we angst bij ons weghouden?

Laten we heel even stilstaan bij de diverse levens. Het leven is een aanwezig zijn in een matrix / illusie die men zelf creëert. Doordat we onze eigen werelden creëren, is het duidelijk dat er om de matrix nog een andere wereld is. Ik heb daarover al veel geschreven en ik noem het de energieniale wereld. Het is waar energie als een wereld opereert. Er zijn mensen die in meerdere werelden kunnen leven en zelfs meerdere levens leven. Al deze werelden komen vanuit de energieniale wereld.

Nu, die energieniale wereld gaat door en zal niet stoppen als een van jouw werelden ophoudt te bestaan. Het zijn de schakelaren die we ook in computers hebben en overal om ons heen zien. De bewuste aan en uit knop, de negatieve en positieve schakeling en ga zo maar door. Maar omdat we bijna allemaal opereren vanuit een illusiewereld is deze gemakkelijk aan te passen en zo in te delen dat we niet meer bang zijn. Nu zal dat voor velen moeilijk gaan omdat de illusiewerelden juist bestaan in die maatschappij met hun heersers. Dat is wederom gekoppeld aan geld, macht en ego. Dus wat men moet doen is, deze illusiewereld gaan aanpassen of verlaten. Om zo te gaan naar de basis van het leven en gaan leven volgens de energie om zich heen. Maar dan zijn we weer bang, bang omdat we niet weten wat deze wereld is of waar die ons naar toe brengt!

Waar moeten we dan bang voor zijn?

- Bang om materiele zaken te verliezen die toch maar gecreëerd zijn in een matrix, in een hologram?
- Bang dat het leven zal eindigen?
- Bang om het geldbedrag wat men gaat verliezen?

Allemaal zaken die zich afspelen in een hologram met zijn eigen matrix (illusiewereld) gemaakt door jou. Al stopt dit leven, men gaat door in de energiewereld. Als men alles afpakt waarom daarvoor bang zijn? Je bezit niets, want je weet nu dat alles wat je ziet niets is maar energie is die je gestapeld hebt in jouw vorm. Laat het tastbaar zijn maar de wetenschap weet nu dat 'iets' een lagere dichtheid heeft dan het 'niets'. Dus in het niets ligt nog een hele wereld voor ons open.

Dat weten de diverse masons, dat weet ook het systeem en ze zijn o zo bang dat wij, onderdanen, daar gebruik van gaan maken. Deze personen uit de diverse masons zijn werkelijk beperkt in hun handelen daar men deze energie niet kan gebruiken. Er komt onder dwang geen energie vrij, laat staan dat deze energie zich zal openbaren en zich laat gebruiken. Het is om die redenen dat de vele masons en hun orders zo bang zijn om zaken te delen en zo die weinige macht die ze bezitten, door regels en wetten op te leggen, te verliezen.

Mensen die werkelijk weten in de energiewereld te werken, springen er dan ook uit en worden meteen opgeslokt door deze orders. Als dan deze mensen hun taak gaan doen, opgelegd door de orders, laat de energie hun voor wat ze zijn en dalen ze af in het menselijke, worden ziek of zwak.

'Angst' is het enige houvast waarmee deze groepen werken. Zie het geloof maar ook de vele masons (maatschappij) die angst en verderf zaaien over ons mensen. Zonder angst staat men dan boven deze groepen en worden zij bang voor jou. Want tegen die ware energie zijn ze niet opgewassen, zelfs niet met hun kennis. Ze zullen je bedreigen met de dood, rechtszaken of financiële ellendes maar dat kan niets veranderen in het geloof wat je hebt in de energiewereld. Boven al die zaken, en dat weten deze groepen ook, staat de energie. Vertrouw op die energie en je zult zien, je zult terechtkomen in een nieuw leven.

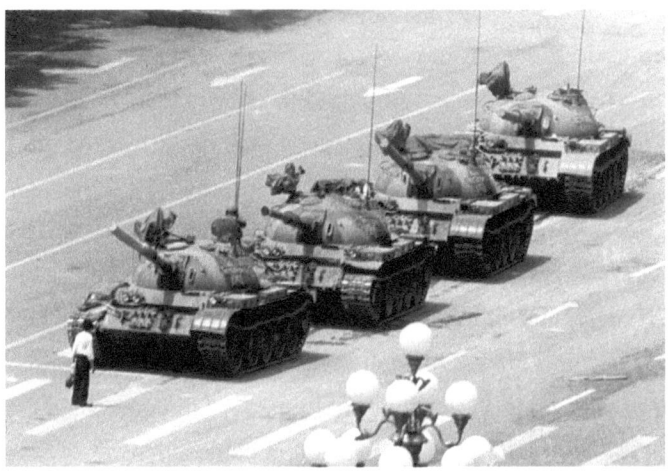

Foto: The Tankman

-20- Liefde en geweld

We hebben gezien hoe liefde, en geen geweld, oorlogen kan stoppen. Mensen die vertikten om te gaan vechten. Mensen die elkaar lief hadden in die tijd en samen een energiebron veroorzaakten waar de zwaarste wapens niet tegen bestand waren. Die ene man op het grote plein die in zijn eentje een rij tanks tegenhield. Vietnamoorlog, wat na lange 'zitacties' en 'praten over liefde' uiteindelijk verloren werd door Amerika. En zo zijn meerdere voorbeelden te noemen.

Ook zul je zien dat er altijd provocaties zijn vanuit het systeem. Mensen onterecht veroordelen maar ook onschuldige mensen indoctrineren en / of martelen. Dat alles om zo haat en nijd te zaaien. Het systeem en zijn machthebbers draaien op de fouten die wij maken. Fouten als terugslaan, terugkomen met rechtszaken, wraakacties en terugschelden als men onterecht behandeld wordt. Allemaal onder het mom 'ons recht halen'. Welk recht, een illusionair recht? Dat maakt het systeem wat het nu is. Als men niet in discussie gaat met het systeem, men zich niet agressief opstelt noch inlaat in rechtszaken, is men uiteindelijk de winnaar. Je hebt dan geen kans om fouten te maken en er is dan geen punt om je te laten intimideren, opsluiten of te veroordelen.

Zie wat het systeem met ons doet. Als men te gevaarlijk wordt, elimineert men die persoon. Als dat niet gaat dan negeert men hem. En zo geeft het systeem zijn zwakheden zelf aan. Als je dan dat aan gaat pakken door passief op te stellen en door hun zaken te negeren, zie je dat het systeem een luchtballon was die midden in een cactusveld is gevallen.

Zelf heb ik dat nu meerdere malen meegemaakt en men ontwijkt me van alle kanten. Heel mooi, want een persoon die mij ontwijkt, zie ik als een persoon die toegeeft dat hij zijn energie verloren heeft. Mijn brieven worden zelden beantwoord en dat komt om de volgende regel waarmee ik vele van mijn officiële brieven eindig.

De regel luidt:

'Bij geen wederbericht uwerzijds neemt ondergetekende aan dat, bovengestelde op waarheid berust / u met bovenstaande akkoord gaat'

Deze regel is goud waard en juridisch waterdicht. Want waar je deze regel hanteert, heb je meteen een bewijs van wat je hebt geschreven maar ook bewijs van wat je gesteld hebt. Zo zijn er verschillende brieven in mijn bezit die de stelling over de connectie mason-politiek juridisch toegeven. Zelfs de handel in kinderen en zelfs kinderporno en het offeren van kinderen zijn op die manier toegegeven.

Toen ik de brief schreef over de bewuste hoofdletters werd er ook niet gereageerd. Wat inhoudt dat wat ik stelde in die brief op waarheid berust. Zowel enkele politici, inclusief onze minister president, hebben door niet te reageren, openlijk bevestigd dat het waar is wat ik stelde.

Een grote fout wat de lokale politiek maakt is dat zelden brieven beantwoord worden. Je merkt ook dat ze de brieven niet lezen. Maar ik ben blij als ik geen antwoord krijg, want dan geeft men die zaken toe zoals ik ze beschreven heb. Mooier nog, ze geven juridisch een vrijbrief van wat ik stel in die brieven.

De zwakheden van het systeem komen steeds verder naar buiten, en het is dan mooi dat je op een eiland woont waar je sneller tot de top komt dan in logge landen zoals Amerika en Nederland, die een leger aan veiligheidsmensen hebben die alles moeten onderdrukken en ontkennen. Dan nog zijn juridisch juist gestelde brieven een geweldig middel om je tegenpartij te ontmantelen.

Dan is er nog een volgende punt. Van een van de grote rechtspersonen in onze samenleving kreeg ik deze wijze raad:

Schrijf enkele regels op, dat is je verweer

Niets meer, niets minder. En daarna houd je, je mond en je zult veelal je zaken winnen. En wat blijkt? Het klopt, want in mijn enkele regels geschreven, was er geen aanleiding mij te veroordelen en was er geen vonnis te wijzen op foute woorden die ik uit zou kunnen kramen in emotionele toestanden, kwaadheid of overgevoeligheid. Dat is de fout die het systeem jou wil laten begaan, daar ligt jouw kracht. Blijf bij enkele regels en houd verder je mond, de energie doet de rest.

Maar de gouden regel is de volgende; Hoe erg en zwaar je tegenstander ook is, hoe slecht hij je ook behandelt, benader hem als je beste vriend. Hij heeft dezelfde energie als die van jou en kan niet vechten als jij je niet negatief gedraagt. Je zult zien, hij verandert naar als het ware een kind aan je hand.

Nu gaan we even een andere kant belichten en dat is wat we zelf in de hand hebben..

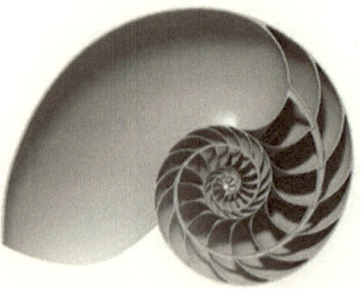

-21- Ons eten, ons drinken, onze levensstijl

Veel is daar al over geschreven en vele boeken gaan over dit onderwerp en iedereen heeft wel zo zijn oplossing. Toch zijn er mensen die leven als kluizenaars en anderen bannen alles uit wat in hun ogen en volgens de cijfertjes, ongezond zou kunnen zijn. Er zijn vele boekwerken die je vertellen wat je mag en wat je niet mag eten en drinken.

Okay, laten we even onze geheugens opfrissen. Alles is energie en alles is aan elkaar gekoppeld. In de homeopathie zien we dat een spoor van 10 tot 10.000 procenten nog steeds werking heeft op de mens. Er zijn vele resultaten behaald met verdunningen, zo klein dat het men al doet geloven dat het oplichterij is. Nu, die verdunningen stralen energie / frequenties uit en die energie zal niet verdwijnen hoeveel malen men ook verdunt!

Wat doen wij?

We recyclen water, plastic en alles wat er maar te recyclen valt. We hergebruiken al onze materialen. Maar we hergebruiken het ook om er weer uit te eten. Zelfs ons drinkwater hergebruiken we, niet alleen om te bemesten of te bewateren van onze fruit / groenten, maar zelfs om het opnieuw te drinken. Kortom, we eten keer op keer die sporen die we niet kunnen tracen, omdat we niet weten wat er met het vorige materiaal gebeurd is.

We zien weleens op verpakkingen staan dat er misschien 'sporen' gevonden kunnen worden van het een of ander! Nu, dat zou op alles wat we eten, op de verpakkingen moeten staan! Het water, de drankjes en je sap. Niets is zuiver en niets is vrij van sporen. Nu heb je hoge en lage concentraties en dat is veelal een geluk voor ons, althans dat denken we.

Spa, het zuiver bronwater, zet zelfs op hun fles dat er sporen van fluoride in kunnen zitten! Door hun aan te schrijven kreeg ik als reactie van hen te horen dat de concentratie zo laag was dat hij niet meetbaar was! Mmmmmmmmmm mooi, niet meetbaar met onze machines die tot 60 nullen gaan! Maar het zijn ALLE producten die sporen hebben. Sporen waar wij als mens niet zo goed op functioneren. Althans, volgens de regels van onze natuurmensen.

Nu kun je alles wat niet goed is uitbannen. Dan komt het simpel erop neer dat men geen lucht mag inademen, geen water drinken en geen voedsel kan nemen. We hebben extreme gevallen van het nemen van alcohol, drugs, roken, energiedrankjes en fastfood eten waarvan we weten dat het niet al te best is voor ons gestel. Dan hebben we bespoten groenten en fruit, genetisch gemanipuleerd groenten en fruit, en we hebben 'bewerkt' water met fluoride, chloor en zoutzuur. We ademen uitlaatgassen, fabrieksgassen en vele gassen in, waar we het bestaan niet van kennen. Allemaal niet goed zullen we zeggen.

Gevolg; mensen, we gaan dood!

Toch wordt de mens ouder dan ooit te voren en de generaties voor ons deden het niet slecht. Maar we gaan dood door alle ongezonde giffen die **bewust** vermengd worden in ons voedsel en waterbronnen. We gaan dood omdat we worden vergiftigd door de mensen in het systeem! Mooi, maar we leven wel langer! We gaan dood maar leven langer!

Ons lichaam is een verschrikkelijk ingenieus apparaat. We zijn in staat om zelfs bedorven of vergiftigd voedsel, als deugdelijk voedsel te accepteren en erop te leven. Wat we ook naar binnenwerken we blijven leven. Zelfs het gif heeft geen vat op ons! Totdat, totdat we ziek gaan worden en de gevolgen gaan voelen. Als ik je dan zeg dat we niet ziek worden door de overmaat van gif, zit je nu raar naar mij te kijken. Waar we ziek van worden is omdat we eenzijdig gif gebruiken! We nemen meteen 6 pilsjes per dag, 3 hamburgers of 4 blikjes cola of Monster drank. We worden niet ziek van een enkel spoor, hoe krachtig die soms is maar we worden ziek omdat we ons zelf eenzijdig vergiftigen.

Nu ben je ondertussen van je stoel gevallen en pak maar eerst eens een heerlijk giftig drankje. Ons lichaam is een perfect apparaat wat voor alles een antwoord heeft. Neemt men te veel van het een of het ander waarschuwt het lichaam jou met een of andere ziekte. Maar je lichaam kan meer doen. Als men gaat inzien dat zelfs onnatuurlijk en ongezond voedsel goed voor je is, omdat je geen andere keuze meer hebt, zal het lichaam zich aanpassen. Denk even aan het verhaal van de monnik in de gevangenis maar ook het rijst- en waterverhaal. Het is het lichaam dat welk vergif je ook naar binnen werkt als voeding ziet.

Daar is een bepaalde manier voor nodig, om via je energie je lichaam daarop in te stellen. Daarnaast is er weinig voor nodig als je grote variatie hanteert bij het nemen van vele verschillende vergiftigd voedsel en drank! Oeps, ik lijk wel een promotor van een giffabriek! Maar let wel, er bestaat niet één drank, niet één etenswaar op deze wereld wat geen sporen van gif heeft.

Ik beschreef het al eerder. Alles is recyclebaar en we drinken nu water wat nog niet zolang geleden als spoelwater vanuit onze toiletten kwam. Ook het bronwater valt daaronder en ondanks alle filteringen blijven de sporen daar! Zie maar in de homeopathie waar verdunningen van 10.000% nog werking hebben!

Het geheim / de oplossing

In de wereld van de energie is er een compleet andere zienswijze. Elk wezen in de energiewereld maakt een metamorfose mee die wij noemen de 'evolutie'. De mens is vanuit een pure wereld beland in een giftige wereld waar men denkt niet onderuit te kunnen komen. Het lichaam past zich aan en de energie zal genetisch oplossingen aanmaken voor dit probleem van vergiftiging. Genetisch kan ons huidig lichaam al veel meer aan dan 200 jaar geleden. We zijn al aangepast wat trouwens een dagelijks proces is. Het proces van aanpassen kan elk persoon wijzigen en zelfs zwaar vergiftigd /

vervuild voedsel kan nog als voeding functioneren. Dat vereist wel dat je kunt werken met je energie. De verslaafden hebben veelal deze gave en er zijn erbij die alles overleven puur omdat ze wel verslaafd zijn aan drugs maar niet dood willen gaan. Zo zijn er zieken die voor velen als een wonder beter worden, puur omdat ze weten te werken in hun energie. Doch er zijn twee standaarden in leven die men moet respecteren;

    1 Tart niet het lot
    2 Wees eerlijk tegenover je zelf

In de voeding wil dat zeggen;

Voed je niet eenzijdig en probeer zoveel mogelijk andere zaken tot je te nemen. Door alsmaar het zelfde te eten, zal het gif zijn werking gaan krijgen maar als je van het een naar het ander gaat, kan je energie de schade van het vorige eten herstellen. Het variëren is zeer belangrijk.

Dan houd je, je zelf niet voor de gek. Waarom wil je wel, je eigen vergiftigen maar niet dood willen gaan? Je energie zal dat niet begrijpen en zeggen, okay we laten hem / haar even voelen en je wordt ziek. Dan zeg jij, ik zal het nooit meer doen, maar na enkele weken ben je weer in het oude patroon gevallen en krijg je weer een signaal. Totdat de energiewereld je genoeg gewaarschuwd heeft en de stekker eruit trekt, en het lichaam laat voor wat het is. Want energie verloren laten gaan in onzinnige spelletjes, is niemand mee geholpen.

    - Alles wat je drinkt bevat gif.
    - Alles wat je eet bevat gif.
    - Alles wat je inademt bevat gif.

Doch met mate en afwisseling, en de juiste instelling is het mogelijk te leven op aarde met wat je om je heen hebt.

Door je energie te laten zien dat jij er alles aan doet om het goede te doen voor je lichaam, wordt de rest van het probleem overgenomen door je energie die dan je cellen, genen en DNA aanpassen voor deze situatie in de komende generatie. Het is een kwestie van werken met je energie en dan is niets onmogelijk en is alles te verwerken in de huidige omstandigheden.

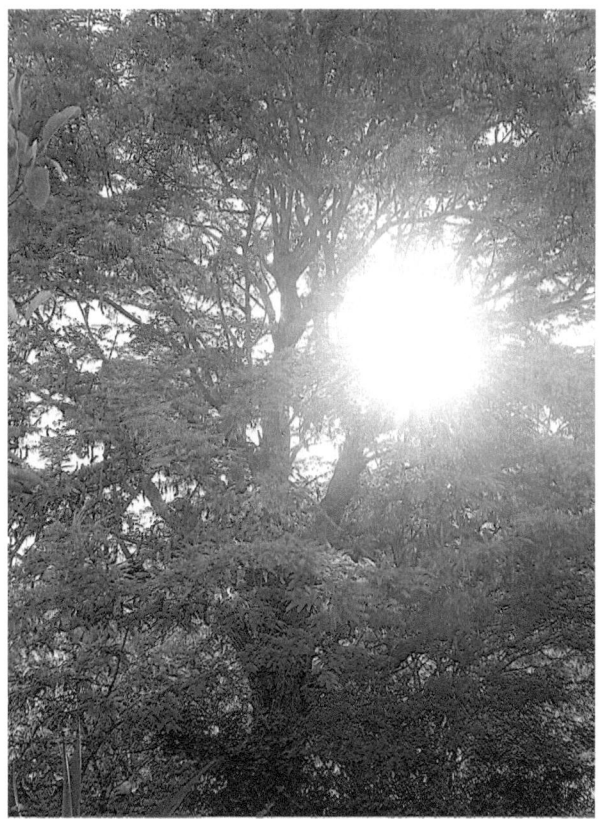

-22- Frequenties en valse energie

Nu komen we op een deel waar we als mens vreselijk mee in de knoei zitten en wat een bedreiging is voor ons voortbestaan. Ik praat nu niet over 'gif' en 'angst' maar ik praat over 'frequenties'.

We hebben gelezen en we zien nu duidelijk, met onze iets progressieve wetenschap, dat er heel wat 'niets' om ons heen is. In dat niets weten we ondertussen dat er veel gebeurt, en dat kunnen we nu ook al in verschillende vormen meten. Het niets is dus duidelijk iets en in dat 'iets' (niets) zijn vele zaken gaande.

Ons leven hangt en staat bij magnetisme en de frequenties om ons heen. De aarde is niet voor niets een magneet en we weten hoe de polen zich gedragen. Daarnaast hebben we vele frequenties die we alsmaar de lucht insturen. Sinds 1887 was er de eerste radiouitzending. Sinds 1901 is de commerciële radio de lucht ingegaan. Daarna volgden de televisie en toen de draadloze telefoon. Even nog een stukje over hoe Wikipedia deze elektromagnetisme beschrijft:

Radiogolven, ook radiofrequente straling genoemd, zijn golven in de vorm van elektromagnetische straling met golflengten uiteenlopend van ruwweg duizend kilometer tot een millimeter, dus in het frequentiegebied van enkele honderden Hz tot enkele honderden GHz, die gebruikt worden in de communicatietechniek om informatie over te brengen van een zender naar een of meer ontvangers. De zender zendt via een antenne, al dan niet gericht, de radiogolven uit, die na voortplanting door de ruimte opgevangen worden door de antenne van de ontvanger. De radiogolf dient daarbij als drager voor de te zenden informatie, die als variatie in de amplitude (AM) of in de frequentie (FM) aanwezig is.

Door de in de radiogolf aanwezige informatie is de golf niet precies van één bepaalde frequentie, maar bestrijkt een zeker gebied, frequentieband genaamd, rondom de frequentie van de draaggolf.

De verzonden informatie betreft spraak, muziek, televisiebeelden en andersoortige data.

Vroeger onderscheidde men bij radio-uitzendingen vooral de korte, midden- en lange golf. Tegenwoordig beslaan de voor communicatie gebruikte radiogolven een veel groter deel van het elektromagnetische spectrum; met name zijn veel golven korter dan "korte golf".

Radiogolven werden ontdekt door Heinrich Hertz.

Gezondheidsaspecten

Van verschillende delen van het radiospectrum wordt beweerd dat er negatieve effecten op de gezondheid zijn. Dit gaat onder andere om de elektromagnetische straling uitgezonden door het hoogspanningsnet (50 of 60 Hz), radarinstallaties en magnetrons (microgolven) en, meer recentelijk, UMTS-antennes.

In het geval van microgolfstraling met grote vermogens, zoals radar, kunnen nadelige effecten optreden ten gevolge van de opwarming van weefsel. Een lichaamsdeel dat aangetast kan worden is de ooglens (en ook wel het, die geen bloedvoorziening heeft om de warmte veroorzaakt door de straling snel af te voeren. Dit leidt dan tot grijze staar of cataract, een vertroebeling van de ooglens door denaturatie van eiwitten (vergelijkbaar met het koken van een ei). Het hoornvlies kan vanwege het ontbreken van bloedvoorziening ook aangetast worden. In de praktijk trad dit op bij magnetrons waarvan de beveiliging was omzeild. Er zijn bij militaire radarinstallaties ook gezondheidsklachten geweest betreffende het gehoor, men hoorde klikgeluiden. Dit bleek te worden veroorzaakt door uitzetting door warmte in het middenoor en niet door neurologische schade.

Naar langetermijneffecten van blootstelling aan "normale" niveaus is wel onderzoek gedaan, maar er is geen onderzoek waaruit ondubbelzinnig en overtuigend enig nadelig effect blijkt; hierbij moet worden aangetekend dat er vrijwel geen goed opgezet, langdurig onderzoek voorhanden is (in elk geval niet voldoende om negatieve effecten te kunnen uitsluiten), en dat uitgevoerd epidemiologisch onderzoek zich op slechts enkele gezondheidseffecten (voornamelijk hersentumoren en leukemie) concentreert. De angst voor nadelige effecten op de gezondheid heeft al meermalen geleid tot het vertragen of afblazen van de bouw van zendinstallaties. Met name zijn er in Nederland zo'n 70 gemeenten die weigeren bouwvergunningen af te geven voor zendmasten voor UMTS-basisstations.

Voor zover wat de boeken zeggen.

Gaan we even naar ons simpel elektriciteit. In 1600 publiceerde de Engelse arts William Gilbert een uitgebreide studie over elektriciteit en magnetisme.

In 1791 publiceerde Luigi Galvani zijn ontdekking van dierlijke elektriciteit waaruit blijkt dat zenuwcellen elektriciteit gebruiken om signalen door te geven aan onze spieren.

Michael Faraday vond in 1821 de elektromotor en dynamo uit, en Georg Ohm analyseerde wiskundig in 1827 het elektrisch netwerk.

Uit nieuwe metingen in de kwantumtheorie is gebleken dat elektriciteit vele invloeden heeft op het menselijk lichaam. Er zijn ook rapporten vanuit vroeger opgedoken die aangeven dat elektriciteit een groot gevaar voor de gezondheid is. Al deze rapporten verdwenen veelal want elektriciteit was zo revolutionair dat men het niet tegen mocht houden. Zo zijn we vanaf begin 1900 verzwakt door de negatieve effecten van elektriciteit.

Is het je niet opgevallen dat je, je vreemd voelt als je in een omgeving bent waar geen / nauwelijks elektriciteit is? Of als de elektriciteit uitvalt? Je lichaam reageert direct als een verslaafde die iets mist.

Door het invoeren van de elektriciteit en de vele apparaten die met verschillende frequenties werken, zijn we als mens sterk afgezwakt. Ik noem eerst even wat frequenties en banden;

Frequenties
ELF-SLF-ULF-VLF-LF-MF-HF-VHF-UHF-SHF-EHF

Banden
Band III_ISM-band_L-band_S-band_C-band_X-band_
Ku-band_V-band_W-band

Praten we over de frequenties die wij als mens nu weten. Maar we weten ook dat er nog meer rond hangt wat alles beïnvloedt. Door het invoeren van ons zwaarste gif tegen de mensheid, is het duidelijk dat we als mens beïnvloed kunnen worden als we frequenties op ons lichaam afgevuurd krijgen.

We hebben het wereldwijde **H.A.A.R.P** project wat dit inhoudt: Het **High Frequency Active Auroral Research Program (HAARP)** is een Amerikaans militair en civiel onderzoeksinstituut in Alaska, dat onderzoek doet naar de ionosfeer. Dit onderzoek richt zich onder andere op hoogfrequente elektromagnetische (be)straling van de ionosfeer, waardoor deze plaatselijk tijdelijk wordt vervormd. Andere onderzoeksgebieden zijn er om inzicht te verkrijgen op het gebied van radiogolven, communicatie en navigatie. In verschillende andere landen staan soortgelijke installaties, waaronder Noorwegen, Rusland, in totaal over 11 locaties verspreid.

Het project is gestart in 1993, en zal 20 jaar duren. Het project wordt gezamenlijk gefinancierd door de United States Air Force, de United

States Navy, de Universiteit van Alaska en Defense Advanced Research Projects Agency (DARPA).

Het programma is opgezet om te spelen met de natuur en het begeleiden van de natuur, maar is nu volop gaande om de gedragingen van de mens te beïnvloeden. We hebben vele rapporten mogen lezen dat HAARP op 11 plaatsen op de wereld operationeel is en dat men bezig is de mens te beïnvloeden in zijn / haar gedrag.

Zo is ook wederom bewezen dat frequenties erg belangrijk zijn voor de mens. Natuurlijk, ons hart werkt via de impulsen uit het magnetisch veld om zich heen. De energie van de omgeving geeft aan hoe het moet kloppen om zo het lichaam te sturen. Onderzoeken wezen duidelijk erop dat het hart niet alleen een pomp is maar ook de regelaar voor onze hersenen.

Zo is bewezen dat bij de huidige jeugd al zeer vroeg kankergezwellen gevonden worden, puur door het vele gebruik van de draadloze telefoon. De onder andere; Black Berries, I-phones, de Samsungs zijn niet aan te halen en zo ook niet de mysterieuze kankergezwellen. De straling van de vele draadloze modems en onze WIFI's die door de huizen razen. Dag in dag uit moet ons lichaam 24 uur per dag deze frequenties verdragen en nog weten wat wel nodig is of niet.

In de tijd dat ik dit schreef, kwam er een documentaire uit over deze straling. Wetenschappers bewezen daar dat de jeugd en de huidige mens kankergezwellen krijgen op plaatsen waar men draadloze telefoons draagt. Ook het gezicht is daar slachtoffer van. Zij lieten ook zien dat door de huidige masten voor deze telefoons, 70% van de bijen families verloren zijn gegaan maar ook dat de mens aan het veranderen is. Wij wezens zijn afhankelijk van de 7.83 Hz. wat 'Alfa golven' genoemd wordt. Die 7.83 Hz. kan leven creëren en houdt leven in stand en is gekoppeld aan het magnetisme.

Wat ook bleek, is dat de mens erg aan het verzwakken is. Vele mensen met hoofdpijn, zich vreemd voelen, lusteloos en vreemde pijnen. Dit is zeer sterk opgekomen toen de explosie in de draadloze telefonie op kwam zetten. Uit peilingen is gebleken dat, sinds het plaatsen van deze masten, 1/8 van de dierenpopulatie is verdwenen en dat de kanker- en gezwellenmeldingen sterk zijn gestegen! Vele gemeentes in Nederland verbieden dan ook om deze masten te plaatsen.

Ooit de gebruiksaanwijzing gelezen van je telefoon?

We weten allemaal dat de mens gevoelig is en leeft van het magnetisch veld. Dus de mens wordt ook beïnvloed door alle 'vuile' stralingen 24 uren per dag. Nu blijkt dat te komen door cryptochrome, wat een gevoelig deel achter je ogen is, dat de connectie heeft met het magnetisme van de aarde. Ook de zoogdieren, vogels en bijen hebben dit. Kortom, elk levend wezen is in het bezit van het gevoelige deel cryptochrome.

Uit een verder onderzoek is gebleken dat het verwarde beeld van de mens en dier te maken heeft met dag en nacht. En dat brengt ons bij melatonine die tijdens de slaap vele cellen van elk wezen vervangt, om zo 's morgens weer 'vernieuwd' aan de slag te kunnen. Doordat onze slaapritme, en van de dieren, verstoord is door de vele frequenties die 24 uren per dag op ons lichaam inwerken, kan de melatonine onze cellen niet meer voldoende herstellen. Melatonine heeft de nachtrust, het donker zijn, nodig wil het lichaam de vele nieuwe cellen gaan produceren.

Blijkt nu dat de farmaceutische wereld melatonine veelal verboden heeft! Als mens mogen we ons niet herstellen op een natuurlijke manier. Er zijn zogenaamd te veel bijverschijnselen maar die komen wel omdat men niet weet ermee te werken. Melatonine is een natuurlijk product en heeft zijn nut bewezen in elk lichaam. Men stopt de mens liever vol met gif als een natuurproduct dat simpel 's nachts het werk kan doen.

Nu wordt er voor jou ook vele zaken duidelijker want de vele depressieve mensen maar ook de jeugd zonder enig respect, de vreemde handelingen van mensen zijn veelal terug te voeren in de verstoorde frequenties waarin de mens leeft. We zien het in de dierenwereld die de verschillende magnetische velden niet meer uit elkaar kunnen houden. De walvissen en andere zoogdieren die de weg kwijt zijn. Vogels die met bosjes uit de lucht vallen.

Toch blijft de wetenschap volhouden dat deze frequenties geen effect hebben op ons mens. Met de juiste frequentie maak je van een engeltje een seriemoordenaar. De huidige mens weet nauwelijks het verschil tussen moorden en laten leven. De jongeren worden alsmaar agressiever en dat is allemaal het gevolg van al deze verstoorde frequenties om ons heen.

We hebben onze monden vol over ons voedsel en de manier van hoe de wereld draait. Toch wil ik hier duidelijk stellen dat vele problemen per direct opgelost zouden worden, als we de natuurlijke frequenties weer hun gang lieten gaan. Dat wil zeggen, weg elektriciteit, weg telefoons en weg experimenten met frequenties. Onze grootste vijand zijn de frequenties die we nu dagelijks om ons heen hebben en niet natuurlijk zijn.

Oplossing

Zoals ik al stelde, frequenties en het daaraan gekoppelde elektriciteit / magnetisme zijn een must in deze maatschappij. Door simpele manipulaties vanuit die maatschappij kunnen ze de mens 'sturen' zoals zij het willen. Puur omdat ons lichaam nu eenmaal een deel is van de totale energie.

Dat wil niet zeggen dat men 'het' gevonden heeft om ons zo te manipuleren of zelfs uit te roeien! Er is genoeg te doen om ook dit gevaar uit te sluiten.

- Sluit zoveel mogelijk uit wat draadloos is in je omgeving.
- Elektriciteit is extra te beveiligen en ook te isoleren, doe dat waar mogelijk is.
- Er zijn frequentievrije zones te maken. Maar let wel, de mens heeft de 7.83 Mz. nodig om zich op te laden.

Dan is er lichamelijk nog veel te doen. Want vergeet niet, een lichaam is flexibel en kan veel oplossingen aandragen.

- Ga je afsluiten, fysiek afsluiten voor die frequenties die niet nodig zijn op dat moment.
- Laat je lichaam aangeven waar, wanneer en hoe je de frequenties kunt ontwijken.
- De energie die wij bezitten is nog duizenden malen sterker dan de zwaarste straling / frequentie die er momenteel bestaat. Wij zijn in staat de negatieve straling / frequentie te weren.

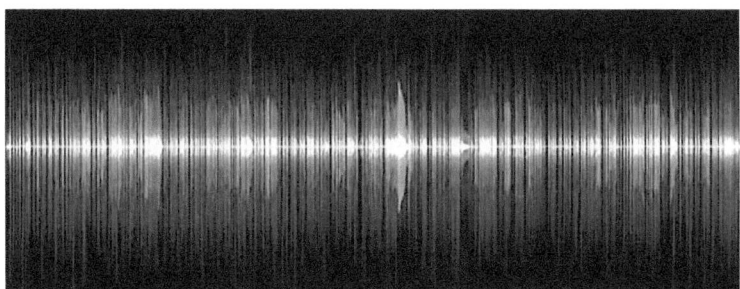

Frequentie

-23- Een beter en gezond leven

We hebben nu de cirkel van het leven geheel doorgenomen. We hebben kunnen zien dat er veel meer gaande is dan wat we maar durfden te denken. De wetenschap is duidelijk een speeltje van de machtige maatschappijen die uiteindelijk de onderzoeken betalen. Een wetenschapper vertelde me laatst: 'Ik kijk bij elke publicatie eerst op de achterste bladzijde om te zien wie de geldschieter is. Zo beoordeel ik de publicatie.'

Het is dan duidelijk wat er gaande is op onze wereld want vele onderzoeken zijn gebonden aan het geld en aan het bedrijfsleven die veel geld willen maken. De farmaceutische wereld, de telecommunicatiewereld en de wapenwereld maken de wetenschappelijke wetten en regels.

Gelukkig zijn er pioniers en zijn er vele schokkende publicaties op dit ogenblik te lezen op internet. Veelal zijn deze pioniers niet meer afhankelijk van het geld. Zo komen steeds meer bewijzen vrij van wat er werkelijk gaande is op onze wereld. Dat maakt het geheel ook gevaarlijk depressief omdat vele mensen geen uitweg meer zien.

Daarom ben ik met dit boek gestart en wil ik dan ook met zaken komen die aantonen dat juist de machtige rijke instanties in de problemen aan het komen zijn. Geld is niets meer waard en de machtigen der machtigen laten elke dag steken vallen. Ze laten zien dat ze de huidige manier van handelen niet veel langer meer in de hand kunnen houden. Daarom doen ze er alles aan om zoveel mogelijk voedsel en water te vergiftigen en ons aan stralingen, frequenties en verstoorde magnetische velden bloot te stellen. In de hoop dat het probleem, de mens, zichzelf snel zal oplossen. De hongersnood is nog nooit zo hoog geweest en de natuurrampen, uitgelokt door manipulaties, stijgen ten top.

Hopeloos?

Totaal niet, want het kwaad is zich tegen de 'hogere orde' aan het keren en het zijn juist die mensen die dit allemaal 'geregeld' hebben en nu steeds meer in het nauw komen. Juist zij leven dagelijks in angst en juist zij ontvangen dagelijks een enorme dosis negatieve frequenties waar zij geen antwoord op hebben.

Wat gaan we doen?

Wat wij als mensen van vlees en bloed kunnen doen, is werkelijk eenvoudig. Het is zo simpel dat men het maar niet op wil volgen en niet vertrouwt.

We zien en weten dat we leven in een matrix, oftewel een wereld van illusie. In die wereld(en), want het kunnen er meer zijn, zijn we slaven van ons zelf en de daaraan hangende maatschappij. Nu kan ik gaan schrijven 'stap uit die illusie' maar dat wil 99.9 % van de mensheid niet. Al is de illusie voor velen een hel, men durft er niet uit te stappen.

We gaan nu de oplossing met je doornemen

23-1   De vertrouwde wereld

Goed, we zitten dus in onze vertrouwde wereld van illusie. Deze wereld is zeer eenvoudig te manipuleren. Zie maar, miljoenen, dure auto's en mega huizen komen uit als men werkelijk wil! Nu, wil je werkelijk vrij van ziektes zijn? Ga dat dan als prioriteit stellen in je droom, je werelden van illusie. We gaan vanaf vandaag dromen en onze illusiewereld zo zetten dat we niet meer ziek worden. Speel met je wereld, laat je wereld van illusie op zijn grondvesten denderen. Want! Ja, want dat is niet wat er van die illusiewereld verlangd wordt. In de illusiewereld is angst, pijn, ziektes en vernedering de hoofdschakel. We doen er allemaal aan mee en leven naar die regels. Maar wat let je, waarom kunnen regels niet veranderen? Het is toch een illusie? Ik wil vanaf vandaag gezond zijn, is geen droom maar een doel waar je aan gaat werken en gaat realiseren.

Met simpel denken aan gezond zijn en ook niet alsmaar ziektes op te rakelen, kan men al heel ver komen. Daarna ga je werken aan je droom-/ illusiewereld, dat ziek zijn geen optie is. Ga luisteren naar de tekenen die je dan tegemoet komen. Het eerste contact met de wereld van de energie zal zich dan al gaan openbaren.

23-2   We gaan de wereld anders zien
Stop negatieve gedachten

Gedachten zijn de voedingsbodem voor alles wat je aan het creëren bent. Of het nu in de werelden van illusie is of in de wereld van energie. Jij bent het die de wereld ten onder ziet gaan. Jij bent het die de wereld als een slavernij ervaart en jij bent het die dit allemaal in jouw wereldje in stand houdt. Net zoals de illusiewereld het wil hebben en helemaal uitgestippeld heeft vanaf dag één!

Gedachten controleren je leven

Je pakt alles wat er om je heen is, maar wat de doorslag geeft is juist wat niet zichtbaar is. Daar werkt jouw gedachten mee. Het is zaak dat jouw gedachten niet de wereld van illusie gaan opnemen maar juist jouw pure energie. Denk eraan, wat we zien is een illusie en is een onwerkelijk leven wat niet bestaat!

Het is niet de wereld zoals hij werkelijk is. Het is de wereld zoals jij hem hebt samengesteld. Met dat gegeven, is deze wereld aan te pakken met wat voor zaken dan ook men tegenkomt. Zelfs de dreigementen die men uit. Zie een dreigement als een bekroning op je werk, want dat wil zeggen dat je de kern hebt geraakt en daar weet men in een illusiewereld geen antwoord op.

23-3   Angst – liefde – hogere frequentie

We hebben gezien dat onze illusiewereld geen vat heeft op andere frequenties als alleen maar die frequenties die angst, haat, pijn en nijd verspreiden. Wel eens opgemerkt dat, als je netjes je tegenpartij blijft aanspreken, hoe deze je ook vernedert, deze langzaam maar zeker verstrengeld raakt in zijn eigen fouten?

Ik heb dit eens uitgetest in een rechtszaak. Ik had één A4tje als verweer en de zaak duurde toch nog ruim anderhalf uur! De tegenpartij maakte me voor alles uit wat maar in het woordenboek der schelden stond. Ik bleef de rechter aankijken en reageerde niet op één van de aantijgingen. Uiteindelijk ging de rechter de tegenpartij onder druk zetten en viel deze verschrikkelijk door de mand. Toen men dat besefte, ging men dreigen met meerdere rechtszaken. Deze zijn er simpel nooit geweest omdat de rechter alle troeven uit hun handen haalde. Ik hoefde niets te doen en heb me anderhalf uur lang vermaakt. Ik was niet kwaad op de tegenpartij want ze moesten dit spel spelen, want zo staat het nu eenmaal vast in dit spel. Ik speelde het spel niet mee en zo bleef er voor hen niets over.

Liefde, hoe wraaklustig je tegenpartij ook is, is de oplossing voor alle problemen. Liefde is een frequentie waar de maatschappij geen tegenoplossing voor heeft. Men zal dan ook altijd proberen je uit je tent te lokken en kwaad te maken. Ga je daar niet op in, dan is de wereld van geweldadige illusie een wereld van machteloze energie.

23-4 Je kunt een probleem niet aanpakken
met diegenen die het probleem zijn

"Als je, je eigen tekortkomingen kunt zien
dan pas kun je de tekortkomingen van een ander zien."

Jung

Het probleem is de negatieve energie van de tegenpartij, die niet wil hebben dat het met jou beter gaat dan met hen. Is dat toch het geval, dan wil dat zeggen dat hij niet die kanalen kent om hem hoger op die trap te laten belanden van de fakewereld. We begeven ons dagelijks in de negatieve energie. Radio, TV, kranten en vele mensen, vormen een zeer actieve negatieve bron.

In de zuivere wereld van de energie, is negatieve energie net als de magnetische polen. Er is een plus en een min. De negatieve energie van bovengenoemde bronnen, Radio, TV en kranten, zijn energieën die geen bron meer hebben. Ze slingeren van het een naar het ander. Dat, zonder enige betekenis, laat staan met enige positieve energie.

Door het 'spelen' met onze frequenties zijn deze energiebronnen werkelijk botswagentjes die doelloos overal rond rammen. Deze energieën dragen nauwelijks iets bij aan het eventueel oplossen van welk probleem dan ook. Erger nog, zij zijn het probleem.

23-5 Leef in harmonie met jezelf en je omgeving

De evolutie is een coöperatie die we met elkaar hebben

Nu komen we op het punt wat vele mensen kennelijk nog niet willen weten of niet durven te erkennen, laat staan zien. Er bestaat geen 'enkel', er bestaat allen een 'samen'.

De illusiewereld wordt met z'n allen in stand gehouden. Niets is alleenstaand! Juist wij samen, houden deze illusie in stand, bang voor het onbekende en bang voor wat er komen gaat. Mensen klagen alsmaar en mensen zijn ook ervan bewust dat het niet de goede kant op gaat.

Toch blijven we in ons illusiewereldje aanrommelen en gaan we stug door. De illusiewereld is om te buigen naar de werkelijke energieniale wereld. Het is simpel het volgen van je eigen energie. Helaas, die hersenen en al ons denken zijn zwaar beïnvloed, gehersenspoeld en gehypnotiseerd. We worden letterlijk tegengehouden om ons te bewegen in het ware leven. Illusie wordt daarom als werkelijkheid aangenomen, dat is wat ons dagelijks voorgehouden wordt.

Doch, diep in jou en in die ander is de connectie met de ware energiewereld en de connectie met elkaar. Hoeveel keren maak je niet mee, dat je een 'raar' gevoel hebt dat je iemand moet bellen? Hoe vaak komt het niet voor, dat je iemand tegenkomt die je jaren niet gezien hebt en dan in een keer voor je staat? Energie mensen, enkel en alleen energie die ons allen één maakt.

Mensen vragen zich soms af waarom ik zoveel weet en waar ik het vandaan haal. Bij deze, hierboven het antwoord met de aanvulling, dat de energie van elk persoon toegankelijk is, mits je het maar met positieve intenties doet. Als ik informatie opvraag, komt het vanzelf binnen en komen die mensen op mijn pad, bij wie ik dan de energie zie die ik nodig heb op dat moment. Geheimen zijn er niet als je met bovenstaande intenties werkt.

Dat mensen het zetten onder 'conspiracy' of 'geestelijk ziek zijn' is helaas het ontkennen van het ware en is een gevolg van de indoctrinatie die hen hun hele leven achtervolgd heeft. Persoonlijk houd ik het erop, dat het een voorrecht is om in de energie overal te zijn. Doen wat er op dat moment moet gebeuren. Door een te zijn met mijn energie, ben ik een met alle energie van het gehele universum, inclusief de ruim 7 miljard mensen / wezens op deze aarde.

23-6   Ons gevoel

Even dit stukje wat me op viel in het dagblad 'The Sun'

Beluga Whale Saves Drowning Diver In China

Terrified Yang Yun thought she was going to die when her legs were paralyzed by crippling cramps in arctic temperatures. She had been taking part in a free diving contest WITHOUT any breathing equipment.

Competitors had to sink to the bottom of an aquarium's 20ft arctic pool and stay there for as long as possible amid the beluga whales at Polar Land in Harbin, north east China.

But when Yun, 26, tried to head to the surface she struggled to move her legs.

Lucky Yun said: 'I began to choke and sank even lower and I thought that was it for me - I was dead. Until I felt this incredible force under me driving me to the surface.'

Beluga whale Mila had spotted her difficulties and using her sensitive dolphin-like nose guided Yun safely to the surface.

An organizer said: 'Mila noticed the problem before we did.

'We suddenly saw the girl being pushed to the top of the pool with her leg in Mila's mouth.

'She's a sensitive animal who works closely with humans and I think this girl owes her, her life.'

- The Sun

De laatste zin van dit stukje is wederom het bewijs dat we ons zelf alsmaar boven de natuur willen plaatsen. Terwijl we juist niet kunnen tippen aan de natuur.

De eerste 6 jaren die ik dagelijks door heb mogen brengen in de pure natuur, lieten mij weten dat ik niet hoefde te praten en zelfs nog weinig tonen hoefde te laten horen naar mijn vrienden om me heen. Met de vrienden bedoel ik alle dieren en planten. Het was hun energie die me liet weten wat er gaande was. Wat ze me wilden vertellen kwam via die energie naar mij toe.

Als men dan naar de regel gaat, dat deze vrouw begon te schudden en tekenen van verdrinking en kramp toonde, was er voor de walvis voldoende energie vrijgekomen om in te grijpen. Elk dier zou dat gedaan hebben. Hoe raar velen het een vreemde uitspraak vinden.

Ik kwam een korte video tegen op internet van een 1 jarig kind, wat amper kon lopen, met een levensgrote hond op een bospad. Dat kind liep met die grote hond aan de lijn langs een plasje water. Het water lokte het kind erg maar de hond wilde niet meer terug. Het kind zei niets, legde de lijn neer, liep terug naar het plasje en liep vervolgens 7 maal door dat plasje. De hond bleef exact staan waar het kind de lijn had neergelegd. Af en toe keek het kind naar de hond en de hond naar het kind. Geen woorden maar een duidelijk contact. Het kind was uitgespeeld, liep naar de hond, pakte de lijn op en liep verder. De hond had zich niet verroerd en er was een geweldige communicatie tussen die twee.

Nog een ander voorval.

Zojuist was ik de grond om de slaapplaats van mijn vogel, een oranje kakatoe, aan het schoonmaken. Ik spoot ook de plaats schoon waar ze leeft en ververste haar waterbak. Op een gegeven moment vloog ze naar me toe en ging tegen mijn borst liggen. Ze kroop bijna in me en ik heb haar toen extra aangehaald. Op dat moment zijn woorden niet nodig. Haar energie vertelde me in secondes wat er gaande is en ze wist waar ik me toen in bevond. Dit was voor mij een zeer ontroerende actie al doet ze dat weleens meer.

Maar hoe kon ze weten waar ik mee zat?

Dieren en planten werken met gevoel, met energie want vele wezens kunnen zelfs geluiden nauwelijks voortbrengen. Ze hebben onze 'onzinnige' woorden niet nodig.

We hebben zeker wel eens gehoord dat er mensen zijn die 'groene' vingers hebben. Alles groeit en bloeit om hen heen. Die 'groene vingers' is niets meer dan één zijn met de natuur. Planten reageren sterk op de energie, ze reageren op de plaats waar ze gezet worden. Niet voor niets zijn er planten die op bepaalde plaatsen absoluut niet willen groeien. Het is niet die groene vingers, ook niet al het geld aan vitamines die je er in steekt. Het is de aandacht en je energie die maken dat je een heerlijke plaats om je heen hebt.

Datzelfde is bij kinderen. Je kunt duizenden guldens besteden aan een kind en alles wat materialistisch is, geven maar het is de aandacht en positieve energie wat het kind vormen. Het er zijn voor de kinderen, dat is belangrijk. Kinderen die tientallen jaren hun ouders niet gezien hebben, zullen naar hen terugverlangen en veelal gaan zij naar hun natuurlijke ouders op zoek. Hun energie is hun bloed, hun bloed is hun energie. Het is daar waar dan de mens ophoudt te denken en dat het gevoel weer eens naar boven komt.

Door te gaan luisteren en handelen naar ons gevoel, zullen we ons langzaam maar zeker losrukken van de wereld van illusie en ons steeds verder gaan begeven in de wereld van de energie. Als een kind het kan, waarom zijn wij volwassenen dan zo onbegaafd? Luister naar wat je gevoel te zeggen heeft en stop met luisteren naar woorden, die veelal niets meer zijn dan luchtverplaatsing.

23-7   Geweld

Na duizenden jaren denken we nog steeds alles op te kunnen lossen met geweld.

Weleens bij stilgestaan? In de werelden van illusie draait alles om geweld, vechten en elkaar al het leed toebrengen wat maar mogelijk is. Mensen zijn onderhand de beesten op aarde die niets anders kunnen dan vechten. Doen we niet verbaal vechten, doen we het wel mentaal of fysiek. De mens is alsmaar in een vechthouding en dat zie je aan de vele agressieve houdingen als men door een stad loopt of waar meerdere mensen samen zijn. Velen staan klaar om op de een of andere manier te reageren.

Bij de jeugd zien we veelal deze zeer zwakke houding en dat is omdat men meent het op te kunnen lossen door fysiek erop los te slaan. Ouderen dreigen liever met rechtszaken en de allergrootsten ontkennen alles, en laten de vuile was opknappen door anderen.

Geweld is het teken van onmacht. Zodra jouw tegenpartij gaat schelden, dreigen, vechten of zelfs schieten, weet je dat je al gewonnen hebt. Deze tekenen zijn de schoolvoorbeelden van onmacht. Het is dan zaak te luisteren naar je gevoel. Die weet op dat moment de energie te peilen en in te schatten. Zo weet je wat er gaat gebeuren en kun je er direct naar handelen. Luister naar je energie en ga handelen zoals je het van binnen doorkrijgt en dan is het conflict snel opgelost.

Nu schrijf ik 'luister naar je gevoel'. Ik weet dat vele mensen menen dat zij en hun kinderen zich een gevechtssport moeten aanleren op een sportschool. Dat is dus juist wat de maatschappij wil. Onder het mom verdedigen, moet jij je gaan weren tegen het vechten! Dus welke gevechts- of verdedigingssport je ook neemt, dat is nou juist wat er niet moet gebeuren en is totaal tegen alle regels van energie in. Het is niets meer dan je zelf valse hoop geven, zogenaamd meer zelfvertrouwen krijgen en ondertussen worden je hersenen wel op vechten of verdedigen gezet. Deze impulsen zijn absoluut vals en zeker niet om naar te luisteren. De ware ingevingen zullen altijd geweld uit de weg gaan en zullen elke confrontatie mijden. Houd in je gedachten: **actie geeft reactie.** Is de actie vechten, komt er als reactie, vechten voor terug. Verdedigen is absoluut geen optie omdat je dan al vanuit gaat, dat er gevochten gaat worden.

'Geweld is onmacht'

Dat herhaal ik omdat men dan zelf ook in die onmacht gaat be- vinden wanneer men een antwoord geeft in de vorm van geweld. De ware energie kent geen geweld en zal je altijd beschermen. En dat is omdat de ware energie er alles aan zal doen om deze energie te behouden of te beschermen.

Zelf heb ik in mijn gehele leven nog nooit fysiek geweld toegepast en ik kan je zeggen, ik ben in situaties geweest waar vele mensen het niet levend hadden afgebracht. Dankzij mijn intuïtief handelen, hadden mijn belagers geen tegenstand, geen lol en geen genoegdoening en dat maakt mij zo sterk. Er zal daarom ook niets met jou gebeuren zolang je daar maar op vertrouwt.

23-8   Informatie

Er bestaat geen slechte of goede informatie.
Het is aan jou om mij dat te vertellen.

Doordat we één zijn met de energie en als men er ook puur mee
gaat werken, zal men zien dat alle informatie belangrijk is op het moment
dat het jou bereikt en door jou opgemerkt wordt.

Informatie is niets anders dan golven / frequenties die de wereld
zijn ingestuurd. Dat gebeurt nooit zonder een reden. Of het nu positief of
negatief is. Een moordenaar of een heilige, politiek, zakelijk of menselijk.
Alle frequenties zijn de wereld ingestuurd omdat we er iets mee moeten
doen. Het belangrijkste van alles is dat er geen haat en nijd uit voort vloeit.

Nu is dat gemakkelijk geschreven maar de praktijk laat ons veelal
anders reageren. Ik neem even een zwaar geval; je dochter wordt verkracht
door een oudere man. Heel erg triest en is tegenwoordig het gesprek van
de dag. Eerste reactie is, en dat is gewoon menselijk, ik castreer die man
of ik draai hem zijn nek om! Erg radicaal en impulsief. In zo'n geval doe
je dus niets beters dan wat deze verkrachter met je dochter heeft gedaan.
Je verlaagt je energie naar zijn niveau. Angst, pijn en wraak overheersen
dan je leven.

Het kwaad is geschied en je dochtertje maakt een hel mee. Ook
zo die man die het gedaan heeft. Beiden zitten ze in pijn met een zware
negatieve energie. Je dochtertje ongewild en de man omdat hij dacht het
zo te moeten doen.

Met dat alles zien we, dat er een over en weer is van negatieve
energie. Deze gaat nog erger worden als er meerdere mensen bij betrokken
worden via dagbladen, radio tv. Een ware hetze wordt ontketend tegen deze
man. Maar ondertussen gaat deze negatieve energie ook naar je dochtertje.

Ze ontkomt er niet aan. Ze wordt na de daad nogmaals gestraft door alle negativiteit om en rond haar. Je bent des duivels en ook dat komt op haar terecht. Gedachte van dochter is dan, 'had ik maar mijn mond gehouden'!

Dit kan exploderen naar ongekende negativiteit waar niemand iets mee opschiet. Uiteindelijk is het slachtoffer compleet de koers kwijt en bestaat er een grote kans dat ze gaat ontsporen. En dat omdat een oudere man een misstap heeft begaan.

Even een ander voorbeeld.

Een man wordt gepakt voor het transporteren van drugs. De pers wordt erbij gehaald, want het was ook nog eens een bekende sporter. Hij ontkende maar op de sociale sites was hij ondertussen al veroordeeld. Ook de rechter had er geen oren naar, want drugs zijn drugs en je had ze bij je. Hoe ze daar gekomen zijn wordt niet afgevraagd en is ook geen punt. Deze man moet 1 jaar de gevangenis in.

Zijn eerste reactie was 'ik ga in hoger beroep'. Iets wat men al snel doet en zegt. Twee dagen later vertelde hij de pers: 'Ik doe niets. Ik wacht wel af wanneer ik moet zitten en ik ga door met mijn dagelijks leven wat trainen en sporten is!' De pers en hun berichtgeving viel dood, het gerecht wist niet wat te doen. Puur omdat een man een onterechte straf zo op pakte.

Wat is hier gaande? Deze man is voor mij een topvoorbeeld van positieve energie. We weten beiden dat hij erin geluisd is en we weten ook dat er weinig kans van slagen is om gerechtelijk verder te vechten. Hij stelde zijn lichaam / energie in zodat deze straf hem het minste schade oplevert. Hij snoerde de pers de mond en zijn wereld gaat door op de positieve manier zoals hij het wilde.

Deze man weet te spelen met de wereld van illusie en is duidelijk in de wereld van de energie beland. De illusie kan hem niet van zijn doel afhouden en dat is sporten. Zijn gehele energieveld is gefocust op het 'heden' en zijn doel. Alles er omheen is gecreëerd door een ziekelijke maatschappelijke wereld. Het is voor hem geen optie en ook geen manier van leven. Wil je dat ik zit voor iets wat ik niet deed, geen probleem ik zit, maar ondertussen ga ik wel door met mijn doel.

Deze les wil ik je graag meegeven. Het is de les die zegt dat welke tegenstander je ook voor je hebt, deze gecreëerd is met jouw energie. Dus waarom zou je jezelf aanvechten als je in de ware energiewereld een doel hebt? Ga voor je doel, gebruik je werelden maar laat je niet misleiden door een illusiewereld met zogenaamde tegenstanders.

23-9   Herkenning

Door zaken uit het complexe te trekken en het simpel te bekijken, is elk probleem gemakkelijk te herkennen en op te lossen.

Er is geen reden die dat tegen kan spreken. Je leeft, woont en werkt in een wereld van illusie en als je, je daar weet van los te maken, zit je in een wereld van de energie. Beide zijn aan te passen naar jouw inzicht, jouw wil en jouw manier zoals jij het leven wilt leven. Dat allemaal in de normen en waarden die de wereld toestaat.

Wat doen we momenteel?

We maken van een mug alsmaar een olifant. Ik heb in het verleden geleerd, streep alles weg wat niet ter zake is en wat niets weergeeft over het probleem. Ik had laatst een website met eindeloze teksten en verklaringen. Na het strepen, eindigde de 700 pagina's tellende website uit op 2 A4tjes! Toen ik die A4tjes voor me had, kwam de werkelijke redenen naar boven en bleef ik zitten met enkele woorden! Die enkele woorden verklaarde waar die persoon mee bezig was en wat er achter zat. Ik schreef die man en die ging meteen in 'vechtmode'. Het bewijs werd geleverd, de ware persoon lag open.

Het was wel een van mijn pittigste opschoning van teksten, maar het is te doen zeker als men vertrouwt op het gevoel. Veelal maakt men de teksten zo gecompliceerd dat men werkelijk niet meer ziet waar het om gaat. Dat zie je ook als men met problemen komt. Een eenvoudige inval in een woonhuis wordt juridisch verloren door een bloempot! Ja, hier snap je niets van en is ook onbegrijpelijk. Het was een van de zaken die ik onder ogen kreeg.

Maak de zaken waar je mee bezig bent, simpel, ga er boven vliegen als je dat wilt en kijk wat er nog over is. Ga naar het gevoel wanneer je aan komt vliegen op een luchthaven. Alles is zo vredig en is zo klein en je ziet / voelt geen problemen. Dan stap je uit, kom je in de aankomsthal en je krijgt een mokerslag van energie en frequenties! Alle energie komt op je af alsof het je gemist heeft. Terwijl als men weg is van die energie, ziet men het geheel met daarnaast de oplossing. Benader zo al je zaken en er is niets wat je nog tegen kan houden, laat staan vasthouden in je illusiewereld.

23-10 De kracht van menselijk frequenties

**People write about hate, love, black, white, devil and god
and what we see; nobody understand the power of human kind**

Een uitspraak die me toch aan trok en ik meende die even te moeten vermelden. Haat is geen oplossing. Vechten is geen oplossing. Het zijn allemaal negatieve inbreng, Zo, waar is de mensheid gebleven in zijn puurste vorm? Het is er nog steeds, pak deze energie op en ga hem gebruiken. Het is vrij en kost je geen moeite en geen pijn.

23-11 Liefde

Liefde het antwoord op al je vragen

Als laatste hoofdstuk wil ik je de sleutel meegeven waarbij alle deuren zullen openen. We hebben de cirkel doorgenomen, de punt ontleed en we hebben gezien dat de wereld een dwaling is, gevormd door werelden van illusies. We zagen dat we ons werkelijk vasthouden aan zwakke theorieën maar ook aan een wereld die totaal geen geheel is.

We leven nu met ruim 7 miljard wezens op deze aarde en die hebben het klaargekregen om 7 miljard werelden van illusies te creëren. Wat hebben we nu bereikt? Chaos, pijn en veel ellende. We haten elkaar en zijn alsmaar in gevecht. Het geld is de drijfveer en de macht springt over van de ene naar de andere persoon. Geselecteerden mogen allemaal even in die zogenaamde heerlijke stoel zitten. Ben je politicus, zakenman, artiest? Noem het maar op, als je werkelijk wilt, kan ook jij daar belanden. Dan pas zien velen dat het een wereld is die niets meer is dan een illusie. Men kan niet verder klimmen en je ziet dat er niets meer is wat je nog kan bekoren. 'Nog meer' is dan de enige motor. 'Nog meer' maakt dat je ziet dat je aan het werken bent in een iets wat niets is.

Hoe meer men heeft, des te meer vervalt men in een leegte

Met al deze gegevens om ons heen, zien we dat we momenteel op die manier ons leven invullen en dat het niets bijdraagt aan het geheel. Het leven lijkt saai. Men zoekt uitdagingen en men doet er alles aan om toch even weer die aandacht te krijgen van een grotere groep. Dan is je wereld leeg. Je merkt dat er niets meer is om het materialisme verder te bekoren. Alles komt voor jou als niets over en alles voelt leeg aan. Verder zie je niets want je kijkt niet verder dan het materialisme. De verveling slaat toe en de grenzen zijn zeer beperkt. Het lontje wordt kort en men gaat werkelijk zien dat 'dat' het maar is. Het 'dat' wat men niet kan pakken, laat staan begrijpen.

De wereld zoals heel veel mensen die zien, loopt op een einde, is een chaos en de schrik zit er goed in. Alles loopt zoals het lopen moet want wij mensen zijn overbodig, volgens een select groepje mensen. De wereld die ons voorschotelt; vergiftigd eten, ons water, de lucht, maar ook onze frequenties. Een triest uitgangspunt waar velen geen uitweg meer zien. Ze haken af, draaien dol en weten niet meer waaraan ze moeten beginnen. Lusteloos, zonder enige energie slepen ze zich voort. Soms zwaar aan de drugs om maar de illusionaire werkelijkheid te vergeten. We zakken af als mensen en we zijn werkelijk onder dierlijk niveau gedaald.

Zo heb ik, in het kort, onze wereld van illusie waarin we nu leven wel in zijn geheel beschreven. We kunnen hier niet meer uitkomen volgens velen. Wij zijn ten dode opgeschreven en de machtigen zijn de overwinnaars.

Deze stelling is ABSOLUUT NIET WAAR!

Wij mensen zijn werelden op zich. Niemand kan ons verplichten onze wereld in te vullen zoals een ander dat wil. Jij, jij en ook jij hebben de mogelijkheid om een andere wereld om jezelf te creëren. Wat let je? Angst, ziekte nummer een op deze aarde? Bang voor alles wat er met jou kan gebeuren? Bang voor wat dan ook?

We hebben al deze zaken de revue laten passeren en ik denk dat je begrepen zult hebben dat jij het bent die veel om je heen kan veranderen. Ik wil nog een voorbeeld geven wat zojuist nog gebeurde. We hebben enkele zwaar verslaafde kinderen iets verderop wonen. Jongens tussen 16 en 26 jaar. Ze zijn niet bepaald vriendelijk en ze zoeken al geruime tijd ruzie in de gehele buurt. Zojuist stond ik even buiten op straat en zag een van de oudste onze richting opkomen. Toen hij mij passeerde, groette ik hem met een 'goede middag' en vroeg hoe het met hem ging. Het enige antwoord wat hij mij gaf was 'goed'. Hij liep door en ik pakte de post uit de brievenbus. Toen deze persoon boven op de berg aangekomen was, begon hij te schelden en te tieren omdat ik hem netjes aangesproken had. Zijn uitval was niet direct naar mij gericht maar naar zichzelf!

Dit korte voorval is precies wat er met onze wereld gaande is. We hebben een zeer machtige, menen ze, groep. Een groep die meent ons in het gareel te moeten houden. Wat ze doen is ons alsmaar angst, pijn en verderf opleggen, zodat wij agressief worden en hun een aanleiding geven om ons aan te pakken. Daar ligt het 'geheim' van onze wereld van de toekomst. Door het spelletje niet mee te spelen, vallen de machtigen in hun eigen ellende. Net zoals die jongen, gaan ze op zichzelf schelden omdat er geen toehoorders zijn!

Daar is het punt waar wij mensen sterk in zijn. Wij kunnen een wereld creëren van liefde en geluk. Ga je wereld anders inkleden en laat alles wat negatief op je afkomt, geen vat op je krijgen. Processen, vechten, wraak nemen, geven de reactie die men in de maatschappij van je verwacht.

Zoals ik al meerdere malen schreef,
bij elk gevecht en elk spel behoort een tegenspeler!
Die tegenspeler hoef jij niet te zijn als je, je leven aan past.

Liefde is een groot woord en ik bedoel daar niks lichamelijks mee, maar ik heb het over liefde die vanuit je hart en ziel komt. We hebben meerdere malen mogen zien dat één man de kracht heeft om zelfs tanks te stoppen. Vietnamoorlog is gestopt puur door liefde. In het verleden zijn er al vele zaken omgeturnd omdat de tegenpartij geen raad wist als ze met liefde werden benaderd. De reactie en de frequentie die jij uitstraalt als je met liefde te werk gaat, is vele malen sterker dan welk wapen dan ook.

Ik heb nooit gevochten en heb dat niet nodig omdat ik van elke potentiële vijand een vriend maak. Niet dat mijn huis vol zit met mensen want dat is een andere vriendschap, maar het gaat erom dat liefde en respect hebben voor elk levend wezen, alle deuren doen openen in je leven. Liefde omvat het 'iets' maar ook het 'niets' en liefde is de 7.83Mh frequentie (Alpha waves), die ons leven geeft en ons bestaan waarborgt.

Werk met liefde en respect en ga jouw wereld zetten in deze frequentie. Er is dan niets om bang voor te zijn en zeker niet van te worden. Ik wens alle lezers van dit boek deze energie toe en alle liefde die zij nodig hebben om van de wereld van illusie een leefbare wereld te maken.

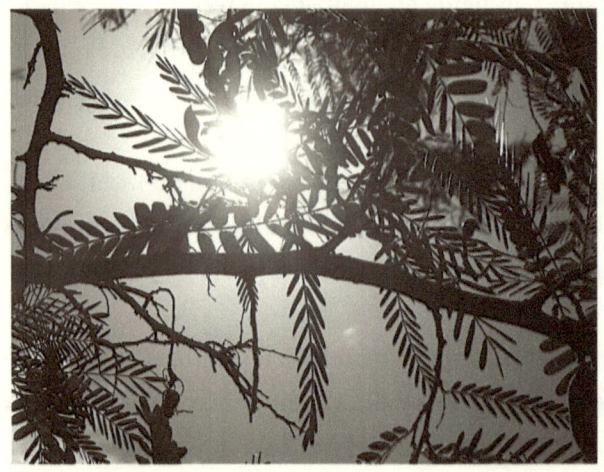

Slot

'De definitie van gek zijn is, alsmaar hetzelfde doen
maar een ander resultaat verwachten.'

Einstein

'Imagination is more powerful than knowledge.'

Einstein

Ik weet dat je, je twijfels hebt en die heb ik ook weleens. Ik ben tenslotte ook maar een mens van vlees en bloed. Doch, ik hoop vanuit mijn hart en ziel en vanuit mijn pure energiebron dat je bovenstaande uitspraken van een oude genie ter harte neemt.

Het is gemakkelijk te zeggen 'dit is onzin' 'dit is belachelijk' 'hij is dolgedraaid' 'hij is ziek' of 'hij is rijp voor een gekkenhuis'. Maar wat ik vraag is, laat even je hersenen zich verder breken over dit boek. Je verspeelde in het verleden al zoveel tijd aan onzinnige dingen, dus zet er dit dan even bij en kijk ernaar.

Ik verwacht niet dat je dit, wat ik beschreven heb, direct gaat hanteren. Ik verwacht ook niet dat jij dit allemaal als voor waar aan gaat nemen. Maar dit boek is mede ontstaan door die wetenschappers en personen die hun nek uitgestoken hebben en dat nog doen. Vele bevindingen staan hier beschreven en wat ik deed was, erboven vliegen en de vele teksten schrappen naar enkele regels. Toen werd me veel duidelijk en lijkt het allemaal simpel. Maar ik kan niets eisen, noch opleggen dat jij dat ook gaat doen laat staan gaat zien. Wel zal er zeker altijd iets blijven hangen en misschien over 1,10,15 jaren zullen zinnen weer naar boven komen. Zinnen die gegroefd staan in je pure energieleven, het energieniale leven.

Ik dank je voor je tijd, je geduld en hoop dat we er nog eens over kunnen praten. Ik ben altijd bereid hierop verder in te gaan. Een simpel mailtje of een telefoontje en met de nieuwe techniek via skype, zijn alle vragen, opmerkingen of suggesties welkom.

In de energieniale wereld is alles mogelijk en zijn we allen één.

John

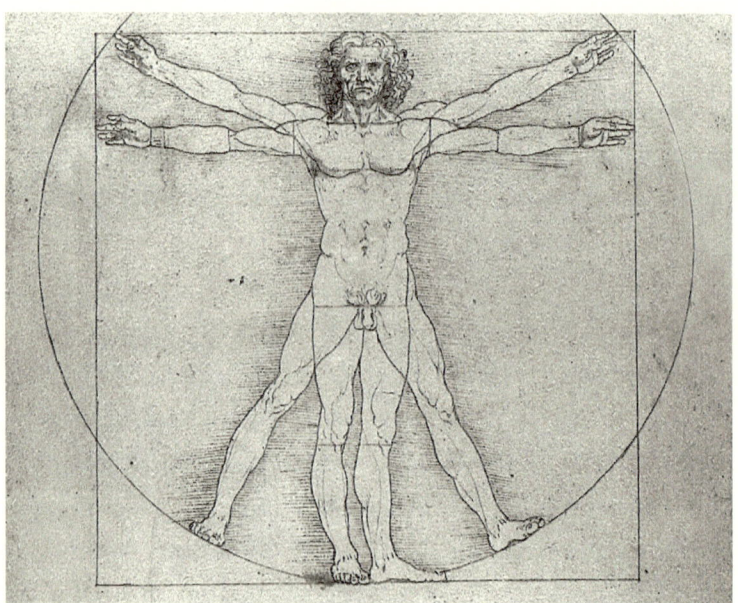

Lijst van namen en referenties

Namen vernoemd in dit boek

Masaru Emoto

Albert Einstein

Ricardo Semler

Stephen Hawking

Hendrik Lorentz

Johannes Kepler

Herman Minkowski

Ronald Graham

Nassim Haramein

Rudolf Steiner

Timmers

Melchizedek

Peale

David Wynn Miller

Bob Dean

William Gilbert

Luigi Galvani

Michael Faraday

John F Kennedy

Mahatma Gandhi

Martin Luther King

Adolf Hitler

Mao Zedong

Michael Jackson

Prinses Diana

John Lennon

Bob Marly

Whitney Houston

Elvis Presley

Bruce Lee

Joachim Gauck

Tupac

D. Hodge

H. Wiels

G. Schotte

M.J. van Drunen

Wetten van;

Wet van Ampère

Wet van Coulomb

Wet van Lenz

Wetten van Maxwell

Inductiewet van Faraday

Elektrolysewet van Faraday

Lorentz effect

Boeken

World of positive energy

Het Energieniale leven

Dood is dood

Zelfgenezing

Projecten

Project Camalot

Zeitgeist

Pearl Harbour

HAARP 'High Frequency Active Auroral Research Program'

Websites

http://www.world-of-positive-energy.com
http://www.johnbaselmans.com

Woorden Nederlandse taal
http://www.woorden.org/

Wikipedia Nederland
http://nl.wikipedia.org/

Van Dale Nederland
http://www.vandale.nl/

Nederlands woordenboek
http://www.woorden-boek.nl/

Facebook diverse paginas
https://www.facebook.com/

You Tube voor de films
http://www.youtube.com/

Google search voor diverse images
https://www.google.com/

Woord van dank

Ik wil alle personen en alle organisaties hiervoor vernoemd, bedanken voor de informatie die ik door de jaren heen op mijn pad is gekomen. Verder wil ik die mensen bedanken die ik hier niet vernoemd heb. Ook hun energie en hun medewerking is waarmee we een verschil kunnen maken op deze wereld.

Ook diegenen van wie ik foto's en tekeningen gevonden heb via Google en helaas de namen niet kon achterhalen. Mede dankzij u heeft het gemaakt dat ik dit boek kon illustreren.

Het boek zal op internet gratis te lezen zijn en ook gratis te downloaden, als zijnde een PDF.

In de wereld waar ik leef, kennen we geen geld en geen winsten. Daarom zal dit boek, net zoals alle andere boeken van mij, zonder enig winst, zonder enig inkomsten aangeboden worden.

Mijn website is: http://www.world-of-positive-energy.com/

Mijn mail adres is: john@johnbaselmans.com

Skype naam is: baseltje

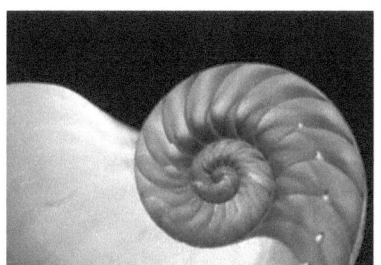

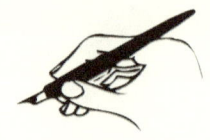

John Baselmans wrote several books.
These books can be ordered on the website;
http://www.johnbaselmans.com/Books/Books.htm
The published books are:

Eiland-je bewoner Deel 1	ISBN 978-1-4092-1856-2
Eiland-je bewoner Deel 2	ISBN 978-0-557-00613-7
Eilandje bewoner - Luxe edition	ISBN 978-1-4092-2102-9
Eiland-je bewoner Bundel	ISBN 978-0-557-01281-7
John Baselmans Drawing Course	ISBN 978-0-557-01154-4
The secrets behind my drawings	ISBN 978-0-557-01156-8
The world of human drawings	ISBN 978-0-557-02754-5
Drawing humans in black and white	ISBN 978-1-4092-5186-6
Leren tekenen met gevoel	ISBN 978-1-4092-7859-7
Ingezonden	ISBN 978-1-4092-1936-1
Moderne slavernij in het systeem	ISBN 978-1-4092-5909-1
Help, de Antillen verzuipen	ISBN 978-1-4092-7972-3
Geboren voor één cent	ISBN 978-1-4452-6787-6
Pech gehad	ISBN 978-1-4457-6170-1
Zwartboek	ISBN 978-1-4461-8058-7
Mi bida no bal niun sèn	ISBN 978-1-4467-2954-0
Curacao Maffia Eiland	ISBN 978-1-4478-9049-2
De missende link	ISBN 978-1-4710-9498-9
Curatele	ISBN 978-1-4717-9319-6
John Baselmans' Lifework part 1	ISBN 978-1-4092-8941-8
John Baselmans' Lifework part 2	ISBN 978-1-4092-8959-3
John Baselmans' Lifework part 3	ISBN 978-1-4092-8974-6
John Baselmans' Lifework part 4	ISBN 978-1-4092-8937-1
John Baselmans' Lifework de Lux 1	
John Baselmans' Lifework de Lux 2	

Mañan   ISBN 978-1-4092-8949-4

He oudje leef je nog?   ISBN 978-1-4092-8482-6

De wijsheden van onze oudjes   ISBN 978-1-4092-9516-7

Makamba   ISBN 978-1-4461-3036-0

Onze Cultuur   ISBN 978-1-4475-2701-5

The world of positive energy   ISBN 978-0-557-02542-8

Words of wisdom (part 1)   ISBN 978-1-4452-6789-0

Words of wisdom (part 2)   ISBN 978-1-4452-6791-3

Words of wisdom (part 3)   ISBN 978-1-4461-3035-3

Words of wisdom (part 4)   ISBN 978-1-4710-8130-9

Het energieniale leven   ISBN 978-1-4457-2953-4

Dood is dood   ISBN 978-1-4476-7213-5

Zelfgenezing   ISBN 978-1-4709-3332-6

Levenscirkel   ISBN:978-1-300-76189-1

NU   deel 1   ISBN 978-1-4092-7691-3

NU   deel 2   ISBN 978-1-4092-7736-1

NU deel 3   ISBN 978-1-4092-7747-7

NU   deel 4   ISBN 978-1-4092-7787-3

NU   deel 5   ISBN 978-1-4092-7720-0

NU   deel 6   ISBN 978-1-4092-7742-2

NU   deel 7   ISBN 978-1-4092-7775-0

NU   deel 8   ISBN 978-1-4092-7738-5

NU   deel 9   ISBN 978-1-4092-7768-2

NU   deel 10   ISBN 978-1-4092-7708-8

NU   deel 11   ISBN 978-1-4092-7759-0

NU   deel 12   ISBN 978-1-4092-7661-6

www.ingramcontent.com/pod-product-compliance
Lightning Source LLC
Chambersburg PA
CBHW020315290526
45785CB00007B/2808